周楣声 —— 著

周氏脉学

青岛出版集团 | 青岛出版社

周楣声教授简介

周楣声（1918—2007），男，汉族，我国著名中医学家、针灸学家。

周楣声教授出生于安徽省天长县（现为天长市）中医世家，幼承家学，潜心医道，博览旁收，勤耕不辍。其生前曾任安徽中医学院教授、主任医师，全国首批名老中医学术继承人导师，中国针灸学会顾问，中国民间特种灸法研究会会长，安徽省灸法学会会长，阿根廷中华针灸学会顾问等职。

周楣声教授治学严谨，学术上精益求精，临床中敢于攻坚克难，特别是在针灸学的实践与研究中勇于推陈致新，独辟蹊径，提出诸多具有开创性的见解，总结出丰富的传世经验，其在灸法的传承与振兴、研究与临床应用等方面更是造诣深厚，贡献巨大。周楣声教授是一位蜚声中外的针灸大家，被国务院确认为有突出贡献的中医专家，并获得全国名老中医称号，享受政府特殊津贴，2007年被中华中医药学会授予"首届中医药传承特别贡献奖"。周楣声教授晚年致力于灸具的改革与推广，并对针灸治疗疑难病症进行了探索性研究与倡导。

周楣声教授一生著述丰硕，成果卓著，先后著成《灸绳》

《针灸歌赋集锦》《针灸经典处方别裁》《针灸穴名释义》《黄庭经医疏》《周氏脉学》《金针梅花诗钞》《针铎》等多种。这些著作，见解精辟，立论新颖，堪称经典，在国内外享有很高声誉。

前　言

中医脉学是中医理论体系中的重要组成部分，是中医在临床实践中发展起来的特殊学科和特有的诊断形式，是中医辨证施治不可缺少的主要依据。可以这样说，没有中医脉学就不可能完成中医临床的完整程序。

全书分三章。

第一章明确指出中医脉学乃是一种用深邃的心灵与灵敏的触觉形成的经验科学，并客观地说明这种经验科学的实用价值。着重强调用心灵才能把握住的经验科学，是不能用凝固的机械描绘的脉波图代替的。

第二章是对两手寸关尺六部分候脏腑的机理，试图用寸口之脉乃是心血管之脉与经络系统之脉的合金这一观点作出阐释与探讨，虽然左手寸关尺三部分候心肝肾，右手寸关尺三部分候肺脾命门这种观点与认识，仍存在于我中医界同仁心目中，但实际上，老一辈中医界同仁对这一思想已日趋淡漠，而在新一代同仁的头脑中，自然更会彻底消失，对此特提出用经络学说来作为阐释的依据。这虽然是出自推理，但并不失之空洞，对于传统的貌似言之无据的学说见解，也不失为一种有力的阐释。

第三章为"脉象分类及各种脉象的病理基础"，提出新的脉象分类的标准，并吸收临床上常能见到的，为西医所称道的5种脉名，中西合流共为36种脉象，依照二分法的划分原则，分为形态和节律两大子项，再由子项划分为若干亚类。为了补救中医论脉抽象比譬的偏弊，特按照每种脉象有关的病理因素，对每种脉象附有病理因素示意图。把各种脉象从抽象概念推向具体概念，力求对各种脉象能言之有物，持之有据，避免虚无和妄测。当然产生的脉波改变的病理因素复杂而微妙，不可能用一个简单的图表说清，而且这种图表也仅仅就心血管系统而言，全身其他各种因素则概未涉及，但以之作为说明这种脉象改变的有关因素，虽然失之于简，却并不失之于玄，虽属纸上筌蹄，亦可聊充一得。

周楣声
岁在甲戌孟春既望，
于安徽中医学院，时年七十又七岁。

目 录

第一章 概述

第二章 左右寸口分候脏腑机理阐探

第三章　脉象分类及各种脉象的病理基础

第一章

概述

第一节
研究脉学的目的

脉学是中医临床的一门特殊学科，是根据人体发病过程中各种具体条件影响下，从血液循环的动力学与寸口处桡动脉搏动的各种微细变化，来推断生理机能与病理情况的一种独具风格和形式的诊断方法，也是中医理论体系的重要组成部分。

中医的脉诊方法在《内经》及《难经》诸书上已经有了详细的记载，并发展到了相当高的水平，成为中医诊断学中的一个特殊的有机体系，后世各家又系统化和条理化地对之进行论述，既有鸿篇巨著，也有碎玉零金，在认识疾病的发生和发展，特别是在辨证论治等许多方面积累了丰富的宝贵经验，为人民的健康和繁衍做出了巨大贡献。

但是，传统中医的论脉方式往往晦涩费解，并且不可避免地固守在玄思理念的抽象定义里。在今天看来，当然有许多地方确已成为医学史上的陈迹，但有更多的地方，还有待理解和逐步证实。此中由正确的抽象概念所形成的结论，是不应该被摒弃的，而在很多的正确结论当中，也仅有少数被西医所认可，因此有很多生动活泼的玄思理念的中医学说成果，由于未能被理解和把握，因而被歪曲了。尤其是自西医的各种理化检查兴起以后，中医的脉诊一道，日趋衰落，遭受排斥，逐步丧失其曾拥有的地位。

通过对脉学的研究，对被公认的精华部分，要用现代医学观点予以揭示和证明；暂不能用现代医学观点予以揭示和证明的地方，但从整个中医理论体系和临床实践中，已能确证它是客观存在，必须予以整理和提高；尚不能为现代医学所理解和难以用固有的思想方法作出解说的中医玄思理念的深邃理论，必须继续做深入细致研讨；对于不合理的糟粕部分，必须予以摒弃和清除。这乃是我们研究中医脉学和其他方面的中医学说首先应该遵循的前提。因此，在研究时首先要做到选择吸收，至于难以吸收、未曾吸收到的，或者不能吸收和无需吸收的部分，可暂作保留，或者只做相应的说明，但总的目的，是尽可能从现代医学观点上，在完整有机体的互相依存与制约的关系中，来认识生理和病理的诸种机制在血液循环动力关系上的反映，由此来论证、推理和说明中医脉诊的科学性。

通过对脉学的研究，要把有关中医对脉学方面的认识和见解用现代医学观点加以阐释和发挥，使每种脉象都有它自己特定的内容和病理依据，使以往中医对这方面的抽象概念更接近于具体概念，使晦涩深奥的理论更接近于条理清晰的形象，给古老朴素的学说输以新鲜的血液，恢复其青春活力。

通过对脉学的研究，可认识到中医在脉学方面深邃和丰富的内容及本质，以及其他方面的大部分的理论体系，是可以与现代医学观点相符合的；更可认识到中医和西医的理论绝不是两个各自分离的不可调和的对立矛盾，乃是对于同一事物从不同角度出发的认识方法，以便使这两个流派不同、思想体系不同的东西方学说，能够彼此补充和印证，以收殊途同归、百川归海之效。

在用新的医学观点揭示中医脉学内涵的实践中，虽然在一定程度上仍受到传统观念的限制、有很多地方尚未能为现代医学所了解的限制、资料引证的限制，但这仅是一种过渡的东西，至少可以使人明白中医脉学及所有的中医理论，是可以用现代医学观点来揭示和证实的。

通过对脉学的研究，更可激发我广大中医界同仁对祖国医学理论的真挚热爱，使部分中医界同仁从故步自封的圈圈中走出来，也可使部分西医界同仁对祖国医学更为重视，在今天的科学实践中更进一步运用前人在这方面已经获得的成果。虽然社会历史条件已经发展到今天的水平，毋庸讳言，不知道还有多少中医同道习诵的还是几百年甚至是千年前的前人所遗留下来的那几篇脉学口诀，并奉为典范，自认为已深知脉学三昧，甚至是可能连心血管系统本身的结构还未曾弄清，更谈不到对全身各个系统与组织和心血管系统的相互关系及血液循环有机过程的了解，简直把诊脉当作临诊时的"行礼如仪"，用来装饰门面。在西医方面虽然有很多地方是根据颈动脉与桡动脉的搏动状况来测定患者的血液循环机能的，但是这种测定往往认为是对心血管系统的直接观察，并未认真把它当作内外环境所给予有机体的种种影响所表现在血液循环动力关系上的应答性反应，因而他们对于脉学根本未予重视，只须让护理人员计数一下患者心率——脉搏的次数就行了，很少亲自动手，只有遇到紧急情况或器械诊断不具备的情况下，才勉强来把持一下病人的脉搏，并未把按脉作为临诊时的常规。对中医学重新整理，并把它提升到应有的地位，对这些情况或能有所裨益。

通过对脉学的研究，更可看到中医学领域内唯心和唯物的区分。以往中医论脉的不足之处，就是由于历史条件的限制，臆测估计占了很大比重，并受到当时的社会意识形态即封建迷信的思想束缚，因此在某些方面就使古代遗留下来的建立在朴素唯物论成果基础之上的有关中医学说理论，也不免蒙上了不同程度的玄虚的色彩。所以有关对中医脉学的认识，不论是过去还是现在，都是唯心和唯物的思想斗争的焦点。只有循序地考察血液循环的机能与机体其他各部机能密不可分的生理和病理的关系，才能看到唯心和唯物的区分。因之中医脉学的内容，除必须具备科学性以外，还必须具备思想性。所谓思想性，就是必须以辩证唯物的思想为指导，方可避免空泛虚浮和言之无物、持之无据的陈腐见解。

要达到上述目的，就决不能再把血液循环动力改变所呈现在桡动脉搏动上的种种变化，驱入揣测之中。如果只是把古老朴素的东西在博物馆里摆出来，给它强加几件时代新装就算完事，就会把我国古代医界前人的心血结晶弄得不中不西、不新不旧、似牛非牛、似马非马，而授人以画蛇添足、画虎类犬的笑柄，实际上把中医脉学弄成一种无物的空名。为了补救这种偏弊，一定要在传统的手法和经验基础上，达到重新塑造、彻底更新、既中又西、是牛非马和是马非牛的要求。阐释要做到水乳交融，论证要做到严谨契合，才能使中医脉学从现代医学行列里向前更晋一级。中医脉学这门科学，是在祖国医学园地里诞生和壮大的，在以往的年代里已经卓越地完成了它的历史任务，并且继续生根于我国传统医学及广大人民的心目中。保存它，培植它，不让它凋残和沦落，使它成为现代医学宝库中的一个重要内容，这个光荣伟大的历史任务，已经交付给我们了。

临床察脉，吾道推崇，源于实践，实践所宗。
辨证施治，克奏肤功，失之赅奥，故步自封。
西说崛起，脉理尘蒙，喜新厌旧，众口交攻。
更新去腐，论证补充，百川归海，异曲同工。
百花齐放，我献刍荛，不惭谫陋，权当砖抛。

第二节
脉学的研究必须是中西医学理论互相结合

由于历史的进步，在医学领域内，人们对于生理与病理的各种机制都有越来越详尽的了解。因为时代不同，认识方法不一样，我国古代的医学理论，有些在某种程度上不能与现代医学观点相符合，同时在某种程度上也尚未能被现代医学观点所阐释。好像两者是在根本上各自分离，只可外在地予以联系。把这两种不同的学说见解有机地予以结合，已经取得了丰硕的成果。

要想消除中西医学理论之间的隔阂，使中西医学同时为现代医学服务，为我们的临床工作服务，首先要找出它们之间的具体差异，然后才能为消除差异作出贡献。中西医学理论体系的具体差异虽多，但总的说来，无非是认识论的差异，即在认识方法和角度上的差异，这可以从下列几个方面来说明：

第一，局部与整体的差异

中医的认识论，不论是在生理还是病理诸方面，都是整体重于局部。着重以互相依存与制约的脏腑的整体关系来讨论人体机能以及疾病的发生和发展。虽未曾忽视局部，但主要是重视整体。西医的认识论都是局部重于整体，着重于局部变化的观察，首先是从各自分离的脏腑关系来认识人体的机能以及疾病的发生和发展。虽未曾放弃整体，但终归是偏重局部。

第二，个体与环境的差异

在中医理论体系中，不仅注意到人体各种组织与脏腑之间是一种有机的联合，而且更注意到人体与其周围环境之间也是一种有机的联合。人体的机能，疾病的发生和发展，都是与周围环境分不开的，尤其是和天时气候的变化所给予人体的影响分不开的，而西医在这方面则注意得不多。当然，自"机体完整性和内外界环境统一性"的理论被提出以后，西医在这方面已经有了明显的变化。但是，如果和中医的理论体系相比，在时间上固然要晚2000多年，而且在被重视的程度上也是不够的。

第三，气机与形质的差异

中医的理论体系都是以阴阳气血、生化承制等无形气机为出发点，对于人体的各个组织与器官的形态结构则观察得不够深透，故叙述也很简略。因为言之"无物"，故听来也很难入耳。西医对于人体的各个器官与组织的结构，不论是生理的正常形态还是病理的异常改变，都观察得极为详尽，是用形象来作说明，故听来极易入耳。

第四，一般与特殊的差异

中医重视整体作用以及个体与周围环境的关系，局部的脏腑机能也未忽视，是先从整体作用的了解，进而到局部机能的说明。西医重视局部的形态，是先以人体各个器官与组织的形态结构为依据，从局部机能的阐明，进而达到整体功能的了解。由此可见，中医理论是一般中包括特殊，西医理论则由特殊而到达一般。

第五，直观与抽象的差异

中医的理论是用天人合一的思想，根据自然界的现象和规律，与人体脏腑机能相比拟，由抽象概括、分析、归纳、类比推衍等思想方法，用主观思想去把握客观实在为出发点所形成的。西医理论则是通过对人体的直接观察，从形态结构和解剖关系上，用有形可见、有物可据的对客观实在的描绘和叙述发展起来的。由于这种原因，中医的理论有的不能与现代医学观点相符合，有的则尚未能为现代医学所理解。这并不是承认中医学说是玄虚的唯心论，西医学说则是翔实的唯物论。中医学说更重经验总结，西医学说更重实验证明。

第六，深邃和浅显的差异

中医的理论既是由抽象概括的思维活动所形成的，因之它自开始产生到成长和壮大，都是一种玄思理念的过程，所以它的内容就不可避免地深邃而隐晦。西医的理论既是由生动直观而来，当然就浅显易解。深邃的东西由于难以把握，且易于被穿凿附会，所以就被称为不科学；直观的东西，由于较易明了，所以被称为科学。如果深邃的东西去掉穿凿附会，则不仅不是不科学，而且可以成为最科学的。

第七，治病与治人的差异

得病的过程是机体与病因相互作用的过程，致病作用虽在于病因，而承担疾病的则是人体。消除病因的作用，使之不能发生和发展，这是西医的治疗原则；提高和调整好人体的机能，限制和不利于疾病的发生和发展，这是中医的治疗原则。当然西医重视病因的作用，也曾注意到要提高人体的机能。自从"我们的治疗对象是一个有病的有机体而不是疾病的本身"这一见解被推广和被重视以后，西医在这方面总算有了改观，但还是很不够的，只有在对病因无能为力的情况下，才采取各种积极措施，帮助机体度过危险期。中医重视提高人体的机能，也曾注意到消除病因的作用，但是作为中医临床思想指导的八纲学说，则完全是为治人而建立的。所以总的来说，西医是以治病为主、治人为辅；中医则是以治人为主、治病为辅。

第八，历史条件的差异

人类对于微观世界的认识不过才200多年，而中医学则有2000多年的历史，而2000多年前的中医学说，尚可与现代医学理论一争高下，可见中医学说的优越性和实际意义是不可磨灭的。

中医学说是以整体与气机为主，西医学说则是以局部与形态为主。《灵枢·九针十二原》曰："粗守形，上守神。"不难想象，中医学说在开始形成时，就是重神而不重形的。因之神和形乃是中西医学说见解之间的分水岭。

如果能局部服从于整体，个体寄托于环境，机能附属于形态，特殊决定于一般，直观浓缩为抽象，深邃转向为浅显，治人更重于治病，在当前的历史条件下，可以设想，中西医学理论的具体差别，是可以谋求合一的。而血液循环的机能和中医脉学的运用，更是建立在神形合一这一基础之上的。比如说，既认清了心血管系统的机械结构在血液循环中的物理作用，又理解了血液循环的有机过程是取决于全身各个组织与器官的互依与制约，这就有助于消除局部与整体的认识差异；既认清了个体生存和血液循环的恒定是取决于个体的完整性，取决于个体与周围环境之间的适应性，又可有助于消除将个体与环境相割裂的内外因分离的认识差异；既认清了心血管系统本身形态结构和机能的改变是血液循环动力关系改变和引起其他病理改变的根源，又认识到其他系统的形态结构和机能的改变也是心血管系统机能改变，进而导致形态改变的病理根源，这对消除局部与整体，机能与形态的认识差异和建立整体的发病学观点，也将大有助益；既认清了在整体作用中必须包含个别作用，也认清了个别作用必须服从于整体作用，这对消除一般和特殊的差异具有不可忽视的作用；既认识到识别病理变化固然离不开生动直观，同时也离不开抽象思维，这样才可使感性认识上升到理性认识，而免除了机械唯物和主观唯心的认识差异；既认识到病理机制既有它浅显的外在的肉眼可见的本质，更有它深邃的内在的用心灵方能把握住的内容，这就有助于对玄思理念和通俗详明这两种体系产生正确的理解；既认识到消除致病因子在治疗上的重要作用，又认识到维护机体整体协调乃是恢复生理功能的积极措施，这就有助于改变治病与治人的两种偏见。这种神形合一的思想方法，将会使现代医学的内容更为丰富多彩，祖国医学的精华更将得到发扬光大。

认识不同，角度有别，神形分离，中西异说。
神形合一，包罗概括，殊途同归，自能一辙。

第三节

脉学在中西医学理论体系中的主要依据

任何一种科学学说的形成、发扬和光大，都必须要有它自己的客观依据，取决于对客观事物的深刻认识与理解。理论愈精辟，则认识愈深透。既然不是无端的假设，就必须有确凿的佐证，方能使精辟的见解和深透的认识具有生动活泼的内容和无可置辩的说服力。中医脉学的客观依据，不仅为中医的理论体系所包含，而且与西医的理论体系相符合。可从下列各方面来说明：

第一，脉学的理论基础乃是中医基础医学全部内容的具体体现和概括，是全部中医基础理论的浓缩和结晶，也是全部中医基础理论的具体运用与实践。

作为中医临床医学重要有机组成部分的脉诊方法，是建立在全部中医基础理论之上的。举凡阴阳、五行、四时、六气、气血、标本、经络、脏象等中医生理与病理的各种学说莫不被包罗其中。因此如果想学习好中医脉学，就必须熟悉中医全部的基础理论。唯有掌握了全部的中医基础理论方可论中医之脉，也唯有认识了中医脉学的全部内容，方可论中医之医。在整个中医理论体系中，经络系统的理论和脉学的关系尤为重要，这在第二章的有关章节中将有详尽的说明。

中医的理论基础是脉学的基础，而"脉学"又是中医临床医学的基础。当然，临床医学必须以基础医学为基础和指导。临床医学如果离开了基础医学而独立出现，只有在巫婆手中才会如此。正因为中医脉学对于中医的理论具有全面包容的作用，所以才能把中医的基础医学和临床医学紧密地结合在一起。它不仅是中医基础医学与临床医学的中介和桥梁，更是整个中医实践的重要环节。只要整个中医理论体系能够成立和存在，则中医脉学的理论基础就不可动摇。

第二，脉学的理论基础乃是阐明生命有机体完整现象的重要组成部分，是在发病过程中机体内部因果关系改变或破坏，在血液循环动力学上的特定反映。

人类所发生的疾病复杂繁多，表现形式又千差万别，这就增加了对疾病认识的困难。但是对各种疾病进行剖析后，就会发现有许多不同的疾病有着共同的症状，这是由于机体对许多种类不同的致病因子，能以某些基本形式发生反应。按照现代的研究，患病时机体的各种变化大致可以分为：①机体的机能变化，没有机能变化的疾病是不存在的，一切机能变化都以代谢或结构变化为基础，但是机能变化又可引起结构或代谢的改变；②形态和结构的变化，这是疾病常见的现象，在不少情况下它可以引起相应的机能变化和代谢变化；③代谢变化，这是机能变化的基础，严重而持久的代谢变化，可引起相应的形态学的变化。另一方面机能和形态结构的变化，又可引起一定的代谢改变。

人体的血液循环，虽然有它本身独立完整的系统，但是它在各个特定的脏器或组织中，又因解剖学上的结构和某一脏器的具体机能不同，而受着该脏器或组织的直接影响。任何器官如果自身的血液循环发生了障碍，则此器官就不能正常地进行自己的活动，一部分血管区域内血液循环的改变，必然会影响到整个血液循环的机能。因为心血管系统和循环着的血液这种沟通身体各部具有传递作用的流体组织，是在整个机体共同参与和调节下实现生命有机体完整现象的一个组成部分，由此才能构成有机体的内部环境。如果血液循环发生了紊乱，扰乱了内部环境，即可导致机体的机能和代谢的改变，进而发展为形态和结构的改变。反之，身体其他组织与器官如果发生了机能、代谢或形态结构上的变化，自然也可影响内部环境，进而影响血液循环的机制。因此血液循环的机能变化，不仅是心血管系统本身的机能变化、代谢变化和形态变化的结果，而且也是全身其他脏器与组织机能变化、代谢变化和形态变化的结果。病理作用对于血液循环的影响，可以直接使心血管系统受到影响，也可以间接使心血管系统受到影响，由此不难明了，对血液循环局部机能的分析，应该服从于各种生存条件下，对生命活动的整体作用的理解。所以，"脉学"的基本道理，一方面是要观察心血管系统本身有无机能或器质的障碍，进而追究发生这些障碍的原因，另一方面是从血液循环动力关系上的特定反映中，推理到全身各个组织与器官有无机能变化、代谢变化以及形态结构的变化。这是人类认识客观事物在方法上由一般到特殊，由特殊到一般的演绎和归纳的逻辑推理过程。

自"机体完整性和内外界环境统一性"的神经论的学说兴起以后，现代医学对于血液循环的认识，已经不只限于心血管系统，而是转移到机体神经系统的反射机制上了。反射论的基本原则，是建立在决定论也就是因果连锁关系基本原则之上的，亦即每个动作和效应必有其始动机制、理由或原因，一切自然界的现象永远是被它们的原因所决定的。因此，机体一切生理和病理反应，都是对外部或内部环境一定刺激的应答，脉搏的改变也是机体对一定的内外界环境刺激的应答在血液循环机能上的表现。没有最初发生的内外界环境刺激的原因，就没有续发的血液循环的机能变化及其他机能变化的后果。根据反射论的原则，中医诊脉不但不是伪科学，而且它的基本内容能与现代医学最新的最科学的基本精神相符合。这不仅说明中医脉学的可贵，而且因为有了反射论的学说，中医诊脉才免于陷入"伪科学"的泥坑。由此可知，中医脉学的理论基础首先是从各个系统与组织的变化所产生的相互关系中，来探讨血液循环机能的特定反映。

第三，脉学的理论基础乃是以血液循环动力学病理生理的特定表现为特定的讨论中心，所形成的特定的理论体系。

机体在各种内外界致病因子的作用下，其所发生的应答性反应，虽复杂而微妙，但总有一定的规律性。如果想理解这些复杂微妙的变化及其相互关系，可从各个不同角度出发，对它进行比较、概括、归纳、类比和推理，就可以发现其中所存在的各种规律性和可知性。脉学所要讨论的中心内容，就是要了解机体对一定内外界环境刺激的应答在血液循环机能上的一般现象和规律，了解各种疾病过程中所发生的机能适应、机能障碍表现在血液循环机能变化上的一般现象和规律，了解常见病理过程发生发展和转归的一般现象和规律，以及各系统机能障碍和恢复的一般规律在血液循环动力关系上的反映。

在机体发生病理变化时，除了局部的某一器官或组织发生原发的病理改变外，全身其他组织与器官也将相应地发生续发的病理改变，只不过相应的改变较原发的改变轻微，如不仔细诊察和通过一定的器械帮助，常被忽视或不易察觉。如果我们在临床上于相同病种和不同病种中，对某种组织或器官进行若干次的观察和研究，就不难发现在不同病种和相同病种中所发生的不同和相同的变化。中医脉诊是如此，舌诊和色诊也是如此，儿科中的指纹诊察也是如此。同样，西医的许多诊断方法其诞生的过程也不例外。以最简单的血常规检查而论，它就是根据各种血细胞质和量的变化以推测血液组织本身和机体其他各处有无病理变化的最简单的临床上的常规方法。这种方法的产生，也是由无数的病例观察和经验积累而成。如果有人攻击中医诊察血液循环动力关系的变化以推测心血管系统本身有无原发的病理变化，或在心血管系统以外的相应的续发变化这种方法为不科学，那同样西医最简单的通过血常规检查以观察血液组织本身有无原发变化或是相应的续发变化，其方法也是不科学的。道理是很明显的。

第四，脉学的理论基础乃是建立在血液循环生理病理和生理物理的力学表现这一原则之上的生物的物理检查法。

脉搏的外在表现一定是由它的内在力量所决定，而决定脉搏内在力量的首先是心脏的收缩力，但血液循环的有机历程，不仅取决于心脏的收缩力，而且必须有全身各项内在因素参与其间，血液方可运行。按照力学的原理，一个物体只有受到另一个物体的作用，才能有运动的改变，而且运动所循的方向，也是由力的作用方向所决定的。脉搏的产生，是由于血管壁遭受血液的撞击所形成的一种运动，而血液的运动又是受心脏的收缩力所推动，而心脏的收缩力量又是由神经和体液的化学物质所推动，因此血液循环也就是这种推动力与被推动力的相互作用。只有这种内在的相互关系的改变或破坏，方可引起外在的脉搏的改变。

生活有机体不仅是物理加化学这一物质基础的结构总和，还是建立在生物化学和生物物理这一基础之上的动态表现。取自生活有机体的各种组织所作出的各种化学检查，尽管是属于生物化学的，但是把它从生活有机体当中脱离开来进行，就不能说是真正的生物化学。不离开人体的物理检查，虽然仅是机体的物理性状的一部分，但由此所产生的物理现象乃是以生物的物理为基础的，是生物有机体的动态检查法，自与离开有机体的物理现象的静止记录有所不同。中医的切脉方法，是充分运用感觉灵敏的手指，对于血液循环动力学的物理性能进行仔细的分析，也就是要充分考察生物物理学的血液循环动力学的各种表现，以推理循环器官本身或是来自循环器官以外的对血液循环所产生的影响。它虽不是化学检查，但它是机体内部化学变化在血液循环机能上的生物化学表现，也不是机械的单纯的物理现象，而是复杂的生物物理动态。脉搏的改变，一方面是物理作用的结果，一方面也是生物反应的结果。由它所得到的材料，是现代机械检查法所难以发现的，因此也就不是现代单纯物理学和离体的生物化学等各种检查方法所能代替的。

对脉学的研究，不但要以病理生理的理论为基础，而且也要以病理物理的作用为基础。因此脉学就是以病理生理和病理物理为基础的血液循环动力学（主要是以流体力学为中心）的一门诊断科学。病理物理现象，虽然在各个系统的病理变化中均有存在，但在血液循环系统中尤为明显而典型。把这种病理物理作用提升到突出和明显的地位上来，这既是脉学自己的主要任务，同时也是脉学的理论基础。如果把血液循环单纯地看作是物体的一部分和另一部分间相对位置变动的机械运动过程，忽视了它是一个有机结合的复杂的生理过程通过物理作用来显现的这一原理，那就错了。

综上所述，中医脉学的理论基础不论是在中医还是西医的学说体系中，都有着不可动摇、不可磨灭、坚实和雄厚的客观依据，从抽象到具体，从深邃到浅表，从局部到整体，从特殊到一般，都有其特殊的意义与地位，绝不是"唯心"和"玄虚"的。但是任何学说和理论，其客观依据和基础固属重要，而对这种依据和基础的阐扬和发挥更是同样重要。自古以来，不知道有多少具有真理性的学说和见解，由于得不到详尽的阐释和说明而湮没不彰。

> 事必有征，言乃可信，脉理虽微，阐扬务尽。
> 中西基础，概括浓缩，全面包罗，方可言脉。
> 运血由心，整体相应，病理推移，因果证映。
> 特定中心，特定体系，执简驭繁，推理估计。
> 血行历程，力学传递，脉理所基，生物物理。

第四节
"脉学"在临床诊断中的实际价值

一、中医对病因学和发病学的认识

《灵枢·邪客》认为，人与天地相应也。中医对于病因学以及对发病学的认识，都是建立在"天人相应"这一辩证唯物的基础之上的。中医认为，人体是内部各种脏腑之间既彼此相生相成，又彼此相制约的统一整体。同时，机体内部环境又与外界自然环境息息相关。如果内部环境中各脏腑之间失去了平衡和统一，疾病就会发生和发展，而外界环境有了偏胜，即天气变化过于急剧，超过了人体代偿适应机能的限度，或是人体的代偿适应机能本已失调或不健全，就不能适应变化着的外界环境，以致内外界环境之间失去了平衡和统一，同样也是产生疾病的根源。这种经近代阐明的"内外界环境统一性"的科学论据，事实上不过是我国古代医学家"天人相应"这一思想的翻版而已。

人体处于大气之中，是依赖大气而生存的。大气古人称之为气交，即天地之气互相交会之意。气交之常则万物化生，气交之变则万物受病。《素问·六微旨大论》曰："气交之分，人气从之，万物由之。"《素问·气交变大论》曰："真邪相薄，内外分离，六经波荡，五气倾移，太过不及，专胜兼并……"就是说明自然界的变化，无时无刻地不在影响着机体的内部环境，机体对于变化着的外界环境，也无时无刻不在发生代偿和适应，以求生存。健康的机体在每瞬间都能和周围环境的外部力量保持平衡、代偿和适应。这种机能被改变和破坏，就会出现三阴三阳平衡关系的破坏和五脏之气虚实倾移、各种太过与不及以及正气与邪气互相进退、内外界环境失调，导致疾病甚至死亡。

古人把风寒暑湿燥火四时气候变化的规律称为六气，正常的六气是万物化生的必要条件。但如六气的变化过于剧烈或形成偏胜时，就成为中医病因学上的六淫。古人常用淫和贼来指示反常或太过的对机体有害的天时变化。张仲景在《金匮要略》中说："夫人禀五常，因风气而生长。风气虽能生万物，亦能害万物，如水能浮舟，亦能覆舟。若五脏元真通畅，人即安和。客气邪风，中人多死。"这里指明了六气和六淫之间以及内外界环境之间的病因学和发病学的辩证关系。事实也正是如此，凡四时节气的转移，或是外界气候急剧变化时，对疾病的发生和发展，确有一定的影响。有好多疾病在气候变化时加剧，也有好多疾病在气候变化时发生。比如，寒冷可促使肺炎或感冒的发生，空气潮湿和寒冷可促使冻疮及风湿病的发生，暴风雨可导致风湿病和心脏病的恶化，麻疹多在冬季流行，呼吸系统病也多于冬季增多或加剧，消化系统传染病多发生在夏季，疟疾则多发生于秋季。这些都是自然条件、季节和天气的变化，通过病因（特别是致病微生物）及机体内在因素的作用，而导致疾病的发生、发展和传播。同时地理环境也对疾病的发生和流行造成影响，对于许多寄生虫病和地方病来说，更为明显。

　　根据"天人相应"的指导思想，就可明确地认识到人体疾病的发生，不外是外界环境发生了变化影响到人体的内部环境（外因），或是内部环境发生了改变，既不足以适应变化着的外界环境，亦不足以保持其内部环境的恒定（内因）。宋代陈无择根据这种内外界环境不能互相适应和协调的病理情况，创立了著名的疾病三因学论，即自然界天气变化对机体产生的病理作用为外因；机体本身的情志不调和嗜欲斫丧等作用产生的病理变化为内因；水火金刃或跌打损伤对机体的损害作用为不内外因。这种学说见解在今天的社会历史条件下，仍有其存在价值。今天的各种传染性疾病都属于外因，机体内部各种机能失调的疾病当然属于内因，而各种毒物的作用及不属于内外因疾病范畴的都可属于不内外因。

内外界环境的统一作用，一方面固然是由机体自身平衡适应的调节机制来完成的，其次又必须要求人们根据自然界的规律安排好自己的生活和作息，为自身的平衡适应机能创造条件。故《素问·五常政大论》曰："化不可代，时不可违……谨守其气，无使倾移，其形乃彰，生气以长。"其要旨就在于说明万物生化必须与天地阴阳寒暑往复之机相应，造化不可以人力为转移，四时生长收藏亦不可任性而为。如能按天地之气机以生息，天之五气有恒，人之真气能守，则形体可保，生气乃充。可见古人早就认清机体的平衡适应机能是和摄生是否得宜分不开的。

《灵枢·百病始生》曰："风雨寒热，不得虚，邪不能独伤人，卒然逢疾风暴雨而不病者，盖无虚，故邪不能独伤人。"这和现代的病因学和发病学的观点是完全符合的。从病因学方面来说，不论是中医所指出的气候变化的六淫也好，还是西医所发现的各种致病的微生物也好，它们虽都是机体致病的原因，但是机体还必须具备发病条件，方能导致疾病的发生和发展。这种发病条件在中医说来就是"虚"，在西医说来就是"抵抗力不足"。单纯有外在因子（发病学的原因），没有内在因子机体机能低落（发病学的基础），是不会发病的。天气随时在变化，致病微生物在人体时常寄生和滋长，有些人能即时发病或因而致死，而有些人却延迟发病或健壮如恒。近时才知道把病因学和发病学分开来对待，其实这就是"无虚，邪不能独伤人"这一我国古代医学的卓越见解。《素问·上古天真论》曰："精神内守，病安从来。"也指明外在作用的致病因子，必须以内部环境的扰乱为根源。七情的干扰，嗜欲的斫丧，乃是发病学的主要条件。

《灵枢·贼风》曰："贼风邪气之伤人也，令人病焉，今有其不离屏蔽，不出空穴之中，卒然病者，非不离贼风邪气，其故何也？岐伯曰：此皆尝有所伤于湿气，藏于血脉之中，分肉之间，久留而不去……卒然喜怒不节，饮食不适，寒温不时，腠理闭而不通……虽不遇贼风邪气，必有因加而发焉……其毋所遇邪气，又毋怵惕之所志，卒然而病者，其故何也？唯有因鬼神之事乎？岐伯曰：此亦有故邪留而未发，因而志有所恶，及有所慕，血气内乱，两气相搏，其所从来者微，视之不见，听而不闻，故似鬼神。"这是通过反复问难的方式，来说明发病学与病因学的关系的。百病之始，虽生乎风，但是有的人对于身体的保护却非常周密，身不出于室，衣未离于体，也会突然发病，这是什么道理呢？这是因为平时已经被湿气所伤，湿气藏于肌肉血脉之中，久留而不去，如果再遇有饮食不节及情志不调等情况时，虽未遇贼风邪气，也可促其发病。古之所谓湿，其中有相当大的比重是关于今之所谓细菌的，湿能生虫，而细菌在广义上说就是虫类。这是可以互通的。细菌可以藏于人体和湿气能深藏于肌肉血脉之中，是可以互通的。潜伏的细菌能因诱因而促其发病，和经文所说的"必有因加而发"不是可以相通吗？为了进一步说明病因学和发病学之间的关系，经文又提出很多人不但未与疾风邪气相遇，又无强烈的感情波动，也会猝然发病的例子，这又是什么原因呢？是不是鬼神在作祟呢？对此的答复，也是因为有了早已感染的病邪在潜伏，在精神抑郁和血气不和的情况下，就会突然发作。病邪是在不知不觉中侵入的，既看不见，也听不到，等到突然发作时，就好像是有鬼神在作祟了，事实上哪有什么鬼神啊。你能说是中医对病因学和发病学的见解是不科学的吗？

机体的本质特点对于致病因子能否实现其致病作用，以及发病时的临床表现也有着很大的影响。由于体质不同，同一致病因子，作用于不同的个体，可能有的人发病，有的人不发病，而且即使都发病，疾病的表现及其演变过程也不尽相同。对此，在《灵枢·五变》中，有一段精辟的问答和取譬，文中问曰："余闻百疾之始期也，必生于风雨寒暑，循毫毛而入腠理……或为消瘅，或为寒热，或为留痹，或为积聚，奇邪淫溢，不可胜数，愿闻其故。夫同时得病，或病此，或病彼，意者天之为人生风乎，何其异也？"答曰："夫天之生风者，非以私百姓也，其行公平正直，犯者得之，避者得无殆，非求人而人自犯之。"又问曰："一时遇风，同时得病，其病自异，愿闻其故。"答曰："请论以比匠人，匠人磨斧斤，砺刀，削斫材木。木之阴阳尚有坚脆，坚者不入，脆者皮弛，至其交节而缺斤斧焉。夫一木之中，坚脆不同，坚者则刚，脆者易伤，况其材木之不同，皮之厚薄，汁之多少，而各异耶……况于人乎！"从这一问答里可以清楚地看到，中医在几千年来，都是把病因学和发病学分别开来对待的，而且对发病机体的体质特征更为重视。"百疾之始期"，意即为百病始生之时。病之始生大都是由外界的致病因子侵犯人体，由浅至深而发病的，但是到了疾病发作时，就为痛，为痹，为寒，为热，变化万千，不可胜数。而且即使同时得病，发病的表现形式也是各不相同，难道说天是为人生风，虽同为风患却因人而各有不同吗？为什么能有这样大的差异呢？言风而不言雨、寒、暑者，省文也。再则古人谓风为百病之长，即在今天也能说得通，风既是天气变化的征候，也是各种微生物传播的动力。答复说，外界天气的变化对于人体所产生的影响，本来是公平正直，一视同仁的，犯之者病，避之者安，并非外界气候犯人，实是人们不自爱护而自犯之耳。既然是人自犯之，为什么是同时遇风，同时得病，而或生或死或轻或重，其表现又各不相同呢？对此的答复就更为精湛，把各种致病因子比譬为斧，把承受致病作用的人体比譬为木，斧能伤木，但因木之种类不同，所伤的部位不同，而被伤的情况就不一样。同一木材，向阳的一面和向阴的一面其坚硬度不一样，坚硬的地方就不易斫得进，脆弱的地方就很容易斫得进，如果遇到木材结节之处，不但不易斫得进，而且斧刃还会受损。同一木材其坚脆尚不一致，何况木材不同，皮的厚薄和水分的多少就更为不同呢！木尚如此，何况于人！这用来比譬不同的个体、不同的年龄与性别、不同的身体强弱等发病情况是极为生动而具有说服力的。在《灵枢·本脏》中又说："愿闻人之有不可病者，至尽天寿，虽有深忧大恐，怵惕之志，犹不能减也，甚寒大热，不能伤也。其有不离屏蔽室内，又无怵惕之恐，然不免于病者，何也？愿闻其故。"答曰："五脏

皆坚者，无病，五脏皆脆者，不离于病。"也是说明体质强弱
与发病学的关系。

　　有关病因学的研究，西医比中医实是高明百倍，尤其是
各种致病微生物的发现，使人们认识到许多疾病的始动机制，
因此整个西医的治疗学，也可以说是针对各种病因的治疗学。
但其对于发病学的理解显然是重视不够的。西医对患病机体处
于何种反应状态应该用何种治疗方法，缺乏一套完整的纲领，
也没有一套系统的理论，可是中医的"八纲"和"四诊"，对
人体发病学的认识已经实践了几千年，并取得了不可磨灭的光
辉成就。应该说西医在病因学方面的成就，中医望尘莫及；而
中医在发病学方面的成就，到目前为止还是遥遥领先。由此可
见，合中西精华于一炉，实是现代医学的当务之急。

　　　　寒暑阴阳，迎随往复，内外相通，天人相应。
　　　　天有六气，人有七情，摄生不慎，致病之因。
　　　　六气燥火，风寒暑湿，化为六淫，外因为贼。
　　　　曰喜怒忧，思悲恐惊，嗜欲斫丧，内因以成。
　　　　水火毒物，金刃跌仆，不内不外，三因鼎足。
　　　　木有脆坚，人有强弱，坚强难伤，脆弱易入。
　　　　化不可代，时不可违，谨守其气，毋使倾移。
　　　　精神内守，病安从来，疾风暴雨，虚乃受邪。

二、脉学对病因学的诊断价值

　　诊断学的任务，是要求对某种疾病能判断其具体内容；

治疗学的任务，则是要求解决这一判断的具体内容。中医脉学是中医临床诊断的主要方法和环节，当然就要求它能够认识和判断某种疾病的具体内容。毋庸讳言，中医脉学是不能判断和认识某种疾病的具体内容的，也就是说它对病因学所起的作用是不大的。因为脉象的变化乃是不同的致病因子所引起的心血管系统非特异性的普遍性反应，病理机制须在疾病普遍性之中的个别性或孤立性中去寻求。如果单靠血液循环机能非特异性的普遍性反应，就不可能对某种特异性疾病作出肯定或否定的结论。比如伤寒有徐脉（指西医之伤寒而言），但徐脉并不单纯出现于伤寒；发热有数脉，而数脉并不能说明什么病使其发热。

《灵枢·刺节真邪》早就说过："有一脉生数十病者，或痛、或痈、或热、或寒、或痒、或痹、或不仁，变化无穷，其故何也？岐伯曰：此皆邪气之所生也。"晋代王叔和说："数候俱见，异病同脉。"清代徐灵胎说："……脉之变迁无定，焉能一诊而即知为何病，皆推测偶中，以此欺人也。"清代陈修园曰："此是实话，医所不肯说者。"研究中医脉学的目的，当然是在于推崇脉学，但并不是说对脉学心存偏袒，硬要说它是万能的，贻反对者以口实，而是要在推崇的同时，对于其不足之处深刻地予以揭示，才能更好地认识它和运用它。尽管如此，中医脉学对于病因学的认识，也并不是毫无所知。中医传统的对病因学的认识方法，对现在临床也具有一定的启示作用。

中医对于病因学的认识，是以外因、内因和不内外因之三因学说来概括的。从外因方面来说，如外感之邪未深，病起未久，则多见浮洪数大的阳脉；从内因方面来说，因内伤之由已久或斫丧太过，则多见沉小虚弱之阴脉。再进一步说，在外因方面浮为风、迟为寒、数为火、缓为湿、虚为暑等。在内因方面喜则脉和、怒则脉弦、忧思则脉缓、悲则脉急、惊恐则脉乱等。在不内外因方面，各种外伤，由于它们没有固定的范围，因而脉象的表现也没有规律可循。

脉象的表现，固然由机体在发病过程中的各种综合因素所决定，而不由刺激因子所决定，但也不等于说脉象与病因之间没有因果关系存在，而否定它们之间"共变"的逻辑。由于这种关系是一种非特殊的关系，所以脉学对病因学的诊断价值，则仅具有一般性的启示作用。

人无一律，病有千篇，异病同脉，早有箴言。
脉病不合，彼此殊悬，推测偶中，故弄玄虚。
三因概括，学有根源，外因阳出，内因阴连，
不内不外，无可衡权，因人论脉，因病求源。

三、脉学对发病学的诊断价值

中医脉学虽然不能在确定病因方面做出积极贡献，但在发病学方面却大显身手，不如此，则中医的脉学就无法存在。有关脉学对发病学的诊断价值，可由下列各点来说明：

1.揭示机体防御、适应和代偿机能的好坏

机体如果适应、防御和代偿机能良好时，则血液循环的机能也就良好，脉象的表现必然是充实饱满和节律恒定，相反就是衰竭和挣扎，呈现在脉象上，形态则细小虚弱，节律也快

慢参差。

2. 揭示病理刺激的强弱和缓急

这在脉象上表现为两种情况，第一是洪大数实的阳脉，第二是沉小细弱的阴脉。阳脉的出现说明病邪强大，机体的反应强烈。阴脉的出现说明病邪本已强大，而机体的反应却不强烈。病理反应的强弱既由机体的机能强弱所决定，更由病理刺激的强弱缓急所决定。

3. 揭示病程的长短和新久

一般来说，凡是病程长者，由于机体的机能已经遭到削弱，血液循环的机能当然就要有相应的降低。病程短者由于全身机能尚未过度退化，故循环机能也就不至于低下或表现为亢进。但是也有病发未久已呈现循环衰竭者，也有病程漫长而循环机能仍能维持适应者。这就指明凡是初病而脉见不足者，是形体本已不足的证明。久病而脉不衰退者，是机体代偿良好的表现。病程与血液循环机能的关系，主要决定于发病状况。

4. 揭示疾病的一般范围

运用中医左右寸口分候脏腑的学说，对于内脏的病理改变，能分别与寸关尺脉象的改变相应，是有其客观依据的，它虽不能确定某一系统或某一主要脏器的具体变化是由什么原因所引起，但是足以指明病变属于何种范畴和大体位置。

5. 揭示疾病因果推移的一般关系

中医根据互相依维与互相制约的五行生克理论来进行病理的因果推移。比如说，中医认为脉洪属火应心，火能克金，金属肺，当洪脉出现时，就要预防金被火克而发生咳喘上气等各种症状。脉弦属木，应肝，木能克土，土属脾，当弦脉出现时，常伴有消化不良及嗳气吞酸等症状。这在临床上，确有可供参证之处。

6.揭示八纲辨证，为治疗指出方向

八纲辨证是中医临证的准绳，而脉诊又是八纲的准绳，尤其是在辨明真假寒热和虚实上具有决定意义。中医在治疗方法上的汗下攻补四法，主要是以八纲为依据，而这些依据又是以血液循环机能上的反映决定的。

7.揭示病势的好转和恶化

在病势深化和恶化时，血液循环的机能则相应地由强转弱，如果病情好转时，也就会由弱转强。这种从机体的内在表现来诊察疾病的发展方向，其意义是巨大的。

8.揭示治疗是否中机

脉诊是中医治疗方法的指导，同时又是验证治疗方法是否得宜的标准。治疗是否中机，以及疗效的大小，是可以通过脉象的表现显示出来的，如恶性循环是否被打断，内部的均衡系统是否得到恢复，都可从外周的血液循环动力关系的表现上验证，而达到自浅窥深的目的。

9.揭示疾病的预后和转归

中医论脉不单注意形态，而且更重视神韵，即从形态和节律的改变上来判断疾病的轻重，从脉象神韵的表现对疾病的预后和转归进行推估，而后者则是根据胃、根、神来作推理的。后有评述，此处不赘。

中医脉学对于人体的发病机转，虽然有很多的揭示作用，

但总的说来，不外是揭示矛盾运动的发展过程、矛盾的推移关系和矛盾主次等方面，并为解决矛盾指出方向，观察矛盾是否得到平衡和恢复。这些都是脉学对发病学的认识所具有的重要意义，认清了这些意义，才能使脉学为临床工作作出应有的贡献。

致病在因，发病由人，好转恶化，脉有权衡。

标本缓急，因果攸分，八纲准则，治疗方针。

第五节

脉学是感官的经验科学

一、经验科学就是用思想去把握客观实在

所谓经验，乃是指直接的意识和抽象推理的意识而言。一切经验都是客观实在在头脑中的反映，在纷然杂陈的现象之中，洞见事物的枢机。在认识过程中，我们总是由直接的形象的反映现实的形式，过渡到用思维来反映现实，即过渡到逻辑的认识阶段。因此，经验科学，绝不是主观的有限的经验知识，乃是从知觉表象（表象乃是对象在意识中的生动的感性直观的明显形象）的感性认识，过渡到用主观思想所能把握住的理性认识，力求从外在和内心的当前经验中，去把握客观实在。

中医脉学的研究，乃是以自己的触觉感官直接接受到的

表象为对象，凭借表象，进而使能动的心灵达到对病理生理和病理物理这一客观事物的思维的认识与把握。在任何一种性质的脉象形态里，或是多种性质混合的脉象形态里，这些形态的具体内容，就是我们的意识对象。但当那些不同性质的脉搏形态成为我们的意识对象时，本来是同一种跳动着的脉搏，就有着许多不同的内容了。而这种通过感受和思想形式建立起来的经验科学，也就是独立于思想之外的客观的病理机制。

中医对桡动脉搏动形象的辨认，及其所代表的病理意义的推理，乃是充分运用身体感官的指端触觉和深邃的心灵，两者结合而成的经验科学，是根据桡动脉的搏动性状作用于我们触觉感官的知觉反映，经过大脑思维，在长时间的临床实践中形成的经验产物。这就必须有丰富的临床经验和高深的学术修养，方能灵活掌握。故《理瀹骈文》引《入门》曰："脉者先天之灵，非心清气定者不能察识，医者平时对先天图静坐调息，观气往来，庶可默会。"喻嘉言曰："色者目所见，脉者手所持，而合之于非目非手之间，总以灵心为质。"恽铁樵及其门人孙君对此也有很好的说明，恽氏说："指端之触物，犹舌本之感味，舌之于味曰尝，指之于脉曰诊。味之名曰甜酸苦辣咸，犹之脉名曰大浮动数滑，或沉涩弱弦微，然舌之于味，简单者可名，复杂者不可名。例如醋酸、糖甜、盐咸、黄连苦，此可名也，陈皮梅酸而甜，酱生姜咸而辣，则无得而名之，无从为之名，直谓之曰陈皮梅之味，酱生姜之味。又显别者可名，类似者不可名，例如冰糖甜，砂糖亦甜，而砂糖之甜，绝非冰糖之甜，无从为之名以示分别，则直谓之冰糖之甜，砂糖之甜。

如此者以尝为主，不以名为主，如以名为主，必就甜酸苦辣之名词而加以界说，与实际已不易吻合，若陈皮梅之味，界说若何？冰糖砂糖之甜，区别若何？则言语文字皆穷，不可得而名也。脉学亦如此，故治脉学，当以诊为主，不当以名为主。"孙氏说："虽然，脉之迟数候之晷漏而易辨者也，其大小浮沉滑涩验之于指而易辨者也。其虚实动静，有胃无胃，非老于持脉者不辨也。如人之饮者，欲辨其凉热之度，可以寒暑表求之，欲辨其辛甘之味，可以己之口舌求之，欲辨酒之醇醨，泉之腴淡，非深知味者不识也。易辨者，即书之所能喻也，不易辨者，在师弟子临病人而喻之，非专书之所能喻也。今治西方医术者，以汉医脉法为诬，彼其所持之法，但测脉行迟数之度，更无他事，此犹评酒泉者但论其火候至否，尚不能知辛甘，而遽以论醇醨腴淡者为非，亦甚陋矣。"许叔微曰："脉之理幽而难明，吾意所解，口莫能宣也，凡可以笔墨载，可以口舌言者，皆迹象也。至于神理，非心领神会，焉能尽其玄微耶。如古人形容一胃气脉也，而曰不浮不沉，此迹象也，可以中候求也，不疾不徐，此迹象也，可以至数求也，独所谓意思欣欣，悠悠扬扬，难以名状，此非古人秘而不言，虽欲名之而不可得，姑引而不发，跃然于言词之表，以待能者之自从耳。"中医在脉波形性之辨认上，不但左右手要各自区分，而且寸关尺也要分别体察，既要知其形象，更要察其神韵。这是指端触觉所产生的感觉表象在意识中的反映过程，是认识病理现实的一种间接方法，因而脉学可算是最难的科学，因为它所处理的问题，是抽象的感觉表象，是很难用人工复制的方式通过实验来验证的。要充分运用心灵智慧，方能把握住它的内在本质。也可以把脉学看成最简易的科学，因为它不需要任何设备与条件，而且诊脉的形式也为人所熟悉，这反而加重了对脉学研究的困难，这就使有些人总以为不值得费力去研究这种简易的熟悉的东西，同时在喜新厌旧、厚今薄古的思想影响下，总是对复杂昂贵的西医的各种理化检查法，抱着企慕、向往和热衷以求的态度。当然现代的各种生理病理的检查法，并不是中医感受的经验科学所能代替的，而中医的这种经验科学既不是现代的理化检查法所能包罗，也不是与这些检查法有着不可调和的矛盾。中医脉学不仅要承认这些科学的实在性，而且更可用这些科学的实在性来对中医脉学进行探讨和证明。

> 直接感受，抽象思维，把握真实，经验所基。
> 通过表象，洞悉枢机，感性理性，认识阶梯。
> 诊脉最难，修养技巧，迹象神韵，实非虚渺。
> 触觉灵敏，心灵深邃，脉理之成，日积月累。

二、经验科学必须以逻辑学为工具

要想凭借经验科学来把握脉象的真实性与内在性，必须遵循思维规律反复思索，犹如反刍动物将初步吃进胃中的食物，加以反刍才能消化一样。逻辑学正是教人如何运用思维过程与方法的科学。逻辑学的研究，可以使人头脑清醒，思想集中，学会抽象思维。在诊脉时所遇到的大多是复杂的感觉表象，必须集中精力，进行抽象思考，才能养成一种注重内心活动的习惯，使其成为研究经验科学的工具。人们要正确地进行思维，对于思维形式的研究是很必要的。逻辑学正是从人们长期的思维实践中，总结出来的关于思维形式及其规律的科学。

逻辑学能提高学养和辨别能力。一个有学养的人，决不以混淆模糊的表象为满足，他要力求把握对象而得其确定的性质，反之缺乏学养的人，每游移不定，而且需费许多麻烦，才能理解他所识别的对象是怎么回事。在察脉时绝不能满足于模糊的表象、主观的臆想和生硬的揣测。

逻辑学主要有辩证逻辑和形式逻辑两种，二者间的关系是高等逻辑和初等逻辑的关系。因为辩证法的宇宙观，就是认为客观存在是矛盾的。任何东西的存在，都是内部矛盾发展变化的统一体。辩证逻辑的特征就是思维形式是具体内容的形式，是与具体内容不可分离地联系着，所以要从整体联系和矛盾发展中，来把握思维过程及思维对象。形式逻辑的特征是：思维形式是外在的，是撇开具体内容来研究思维形式，把思维形式当成是现成的、静止的东西，所以它的形式不随矛盾进展而转化推移。因此形式逻辑是研究思维形式的结构及其规律的科学。它能保证思维有明确性、不矛盾性、连贯性和可论证性等特点。在研究脉学和在临床实践的思想方法上，既要运用辩证逻辑，也要运用形式逻辑。

所谓思维形式的基本结构，就是概念、判断和推理的结构，以及它们之间的联系方式。在概念、判断和推理这三种思维形式的基本结构上，运用类比、归纳、演绎、证明和论证等一系列分析综合的逻辑的思维方法，方能把感性的东西上升为理性的东西。首先是分析理解，就是对存在于知觉里的具体内容，将其性质一层一层地分析出来，犹如剥葱一样。这种分解过程的主旨即在于剖析那些集合在一起的事物的种种性质，除了主观活动以外，并不增加任何成分。然后再用综合揣想，把知觉里的许多具体内容，用整体的相互联系的观点，去进行推理和论证。这乃是人类从客观事物的千差万别的现象罗列之中，去寻找客观事物的真实性与内在性的具体步骤。而这种步骤也就是逻辑的思维过程，对于疾病的认识当然也不例外。

"概念"是客观事物的本质属性在人们头脑中的反映，随着客观事物的发展变化，反映在头脑中的"概念"也在发展变化。各门具体科学的每个"概念"，都有着丰富的具体内容，"形式逻辑"在要求人们运用某一"概念"时，必须把该概念的涵义及其适应范围加以研究，才能精确地运用它，才不至于在议论中产生混乱。例如在确定某一疾病是属于"阴"还是属于"阳"，是"虚"还是"实"时，就必须明确阴阳虚实这些概念的涵义和它的适应范围，方能由此判断某一疾病的性质。而在认识某一脉象的具体概念时，就必须进一步区分它和病理基础之间的性质，是一般的还是个别的，是必然的还是偶然的。从这些不同性质的合乎逻辑的联系中，再判断出疾病的本质特征。

判断是人们的意识对于客观事物的断定，它来源于实践，又服从于实践。实践是验证"判断"真理性的标准。在各门具体科学中，每个判断都有着丰富的内容。举两种判断的结构为例。1. "脉学是中医认识发病学的一门主要科学"。这个判断是由一个主词概念或叫主项（脉学）和一个宾词概念或叫谓项

（"中医认识发病学的一门主要科学"）被一个联系词或叫联项（"是"）联系起来的。这是最常用的一种叫做"直言判断"的结构，在这个结构中，可以表达许多不同的内容：如"脉象洪数表示病人正在发热""数脉不是发热的唯一依据"等。在这些"判断"中，它们的具体内容虽不相同，但它们都是"直言判断"，都是判断我们认识的对象具有或不具有某种属性。

2. "如果机体受到刺激，那么它会发生一系列的应答反应"。这个"判断"是由两个简单的"判断"用联接词"如果……那么"所构成的。这一"判断"中，"如果"后面的"判断"叫"前件"（如例中的"机体受到刺激"），"那么"后面的"判断"叫"后件"（如例中的"它会发生一系列的应答反应"）。这是常见的一种叫作"假言判断"的结构。而在这个结构中，可以表达出许多不同的内容，如，"如果你对中医脉学的丰富内容没有深透的认识，那么你就不能运用它来作为诊断的佐证""如果你没有正确的诊断，那么你的治疗措施一定会失败"，在这些"判断"中，它们的具体内容虽不相同，但它们都是"假言判断"。"判断"的正确结构虽是抽象的，但它不是纯粹的思维产物，乃是反映客观事物的一般关系。"直言判断"的结构反映事物与属性之间的关系，"假言判断"的结构则反映对象有无某种属性依赖于某种条件的关系。任何思维活动的结果，都是用"判断"的形式表达出来的，人们要正确地进行思维，就必须遵守和运用各种判断结构。

"推理"是"形式逻辑"的重要构成部分，主要是用于认识真理和证明真理。推理的前提是以各种特定的专门的科学研究成果为依据。它是由一个或几个已知的"判断"（前提）推出未知的"判断"（结论）的思维形式。例如，"保障人类健康的事业是最光荣的，我们的事业是保障人类健康的事业，所以我们的事业是最光荣的""慢性心力衰竭是难以自行恢复的，这个患者是慢性心力衰竭，所以是难以自行恢复的"这是最常见的一种叫作三段论的"演绎推理"，在这个"推理"中，已知的两个判断叫"前提"，推出的判断叫"结论"。"推理"是由"前提"和"结论"两部分构成的。大前提：慢性心力衰竭是难以自行恢复的。小前提：这个患者是慢性心力衰竭。结论：所以是难以自行恢复的。尽管各个推理的具体内容不同，但都具有相同的结构，反映客观事物一般和特殊之间的关系，即一般的事物（如例中的"慢性心力衰竭"）所具有的性质（如例中的"是难以自行恢复的"）也必为该类事物中的各个特殊事物（如例中的"这个患者"）所具有，因而"演绎推理"的原则是：肯定其全体亦必肯定其部分，否定其全体亦必否定其部分。任何一个结论都是运用了各种不同的"推理"形式所形成的。人们要正确地进行思维，就必须遵守和运用各种"推理"结构。

形式逻辑不仅研究概念、判断、推理的结构，而且还要研究概念、判断、推理之间的联系规律，即思维形式的结构规律，即同一律、矛盾律、排中律和充足理由律。这些规律告诉人们如何从思维形式的结构方面正确地使用概念、判断和推理。这样才能使思维具有确定性、一贯性、论证性及循序渐进性，才能对对象的任何判断，都有充分根据的基本的逻辑要求，从而帮助人们正确地认识客观事物和表达自己的思想。

在同一思维过程中，每个概念、判断必须具有同样的确定内容，也就是说在同一议论中，运用某一概念和判断时，它的涵义和适应范围是应该确定的，前后必须是一致的，这就要遵守同一律，才可以保持思想的确定性和前后一贯性，避免偷换概念和偷换论点等逻辑错误。

在每一论式中的判断，既要遵守同一律，还要遵守其反面的矛盾律，即不矛盾律，在同一时间同一关系下，对同一对象所作的两个矛盾判断，不能同时都真，其中必有一假。它要求在同一议论中，两个互相矛盾的属性，不得归于同一对象，就是不能既断定某对象是什么，又断定它不是什么。遵守矛盾律能使思维不自相矛盾，避免出现前言不搭后语的现象。如在前提中肯定的东西，在结论中如果变成否定的，即是前后矛盾。但如在结论中也被肯定，则是前后不矛盾。

在同一时间同一关系下，对同一对象所作的两个矛盾判断不能同时都假，其中必有一真，没有第三种可能，必须在两个矛盾判断中二者择一，不能既不断定某对象是什么，又不断定某对象不是什么。如果逃避对实际问题的回答，就是对"逻辑学"上排中律的违反，这在议论和确定问题时是很重要的。遵守排中律，可以保证思维的明确性，排除思想模糊和模棱两可的现象。古希腊学者"形式逻辑"的创始人亚里士多德曾经生动地指出，对于一个确定的对象，在同一时间和同一关系下，必须给以确定的答案，是或否。不能既是又否，既否又是。木材和床，黏土和塑像，在不同的时间和不同的关系下是可以互相转化的。即木材可以变成床，黏土可以变成塑像。但在一个被决定的界限之内，木材是木材，黏土是黏土。不能在同一时间中和同一关系下，说木材是木材又不是木材，黏土是黏土又不是黏土。这就是排中律的具体说明。

在推论和论证的过程中，任何一个真实的论断都要有它充足的理由。有时一些本质上不正确的认识，会以旁征博引的材料使人一时受到迷惑，而一些本质上正确的见解却因缺乏充足理由的论证或论证的深度不够，而显得空乏无力。要想发表自己的见解，阐述前人的学说，就必须用充足的理由来论证自己的主张，使自己的认识和议论具有论证性和说服力。这个要求在"形式逻辑"范围内，也就是充足理由律。遵守充足理由律，就不会犯"不能推出"的逻辑错误。对任何事物的观点就是议论中的论点或推断。材料不管是事实材料还是理性材料，就是用来支持论点、论证推断的理由。如果只有论断没有理由，在临床上是很危险的。充足理由律这个要求，迫使人们用严肃认真的态度去对待推理。例如病人脉浮，就无条件地说是伤风感冒，这就犯了"不能推出"的错误。因为患者并没有头痛、鼻塞、发热、无汗等体征来支持脉浮属表这一观点，因而这一判断的理由便不充足。再如把腹痛的病人一概认为是阑尾炎，而不问有无其他材料来支持这一论点，则这一认识也是错误的。

正确地运用概念、判断和推理，还须正确地判明事物的因果关系。因为脉与病乃是一种原因与结果，现象与本质之间的非特殊关系，必须在错综变幻的非特殊的现象之中，去寻找疾病的本质。也就是说，要根据结果判明原因。比如我们诊得一个病人脉搏细小，首先就应该想到可能出现脉搏细小的一系列的原因，再根据患者的其他体征加以比较，把不能成为该病人脉搏细小的原因去掉，最后根据因果联系的特性，即患者的其他病理体征，结合符合脉搏细小的解释，就会得出该患者脉搏细小的原因。这种关于现象与原因的推理在一个场合下的方法在逻辑学上叫求同法，在医学上就叫鉴别诊断。如现象与原因的推理是在两个场合下，即分别研究现象出现的场合和研究现象不出现的场合，使这两个场合除一种情况（这个情况只有在第一个场合中出现过）之外，在一切情况上都彼此相似，把前后两个场合加以比较，根据因果联系性质，就可得出结论。这在逻辑学上叫求异法，在医学上叫对照。对照是一项重要的实验方法，在医学上被广泛地运用，很早以前坏血病和脚气病的确定，就是经过求异法而证实的。

在没有反作用原因的条件下，原因的任何变化，必然会引起结果的相应变化。反过来结果的任何变化，也是归结原因或原因赖以起作用的某一必要条件发生相应变化的缘故。这一因果联系的特性，就是逻辑学上共变法推理的基础。无论在就结果来判明原因，或在确定已知原因的结果时，都可应用这种方法。例如，我们已经知道体温上升时心跳的频率也会增加，而且它们之间常有一定的比例，因之发热就成为数脉的一个主要原因。但当心率特别增速而体温并未见升高，也就是因果之间并未发生共变，因而数脉的出现就必然另有原因存在。再如体温已见升高而心率并未增快，这必然是心率增快的条件已经有了改变（如颅内压升高，迷走神经紧张，原先的传导机能障碍等）。因此当研究表明两个现象并不共变，或彼此并不一致时，就说明两个现象并无因果关系，或是这种因果关系的条件已经发生了改变。共变法在"脉学"的研究上是十分重要的。

如果某一复杂现象是一个复杂原因的结果，并已知道这一现象的某一部分是由某一原因所引起的，则现象的剩余部分就可能是由另一原因所导致。例如某一病人的脉象是沉迟而弦，症状是腹痛和大便稀薄，而且是在感寒之后发生的，就可认为脉沉迟是心脏的传导组织受到寒冷的刺激，因而心跳频率和收缩力均减弱所致，但相兼之弦脉还不能作出解释，而弦脉的出现多与消化机能障碍有关，再进一步追究病史，了解到该患者平素果有慢性胃病之存在。这就是研究复杂现象的原因所应用的逻辑学上的剩余法。在分析复杂脉象的原因时，这也是一种借助手段。

从以上对思维形式、思维形式的结构以及对事物因果联系的思维方式的粗略介绍中，可以知道逻辑学是怎样一门科学，它和研究医学理论、和运用医学理论是如何相关了。学习了逻辑学关于思维形式的结构及其规律的知识，可以帮助我们正确运用"概念""判断"和"推理"，可以根据逻辑的规律和规则，从已知的判断，合乎逻辑地推出新的未知的判断，所以逻辑学是认识客观现实、掌握科学知识的必要工具。通过对逻辑学的研究，能熟悉具有客观性的思维规律、规则和方法，通晓这些规律和方法，就能有意识地对待思维过程，帮助提高思维修养。因此在研究和运用经验科学——中医脉学的同时，也不能忘记对"逻辑学"这门学科的学习。

经验工具，借助逻辑，提高学养，把握真实。

辩证逻辑，内容具体，矛盾发展，转化推移。

形式逻辑，重视规律，结构严谨，思想明确。

运用概念，判断推理，演绎证明，归纳类比。

分析理解，逐项估计，综合揣想，联系整体。

首尾一贯，观点同一，不相矛盾，是非明白。

避免模棱，排除中立，充足理由，论证有力。

鉴别求同，对照求异，原因复杂，剩余可识。

三、经验科学必须矫正"断之以臆"的思想偏弊

由于脉象的各种变化复杂而微妙，而以往对于它的认识，又是停留在抽象概念的范畴里，这不但使中医和西医在论脉的学术见解上难以一致，而且也使同一脉象在不同人的具体认识上也不能一致。这些深深受到不同人和不同学识经验的限制。晋代的王叔和早就有"脉理精微，其体难辨，弦紧浮芤，辗转相类，在心易了，指下难明"的名言。近代恽铁樵对此说得更好，他说："一病人之脉，五医生诊之，至少有三种以上之名。甲曰弦，乙曰滑，丙曰紧，决不能不谋而合。"又说："脉是看不见的，凭着三个指头去摸，你摸着心里以为这是弦脉，换一个人去摸他心里以为这是滑脉，归根大家以意会之。究竟是弦是滑，却没有一定的标准。好比春天听着布谷鸟，甲说是脱却布裤，乙说是得过且过，丙说是不如归去。毕竟鸟声只是一种，并没有三种，而人类的耳听也是一样的，何以会听出三种不同来，这就是以意会之的不是了。"此话颇有风趣，而且也

确能道出中医脉学最基本的薄弱环节。"以意会之"在中医的认识方法上是有历史根源的。"只可意会，不可言传"已经成为中医文献中的口头禅，宋代崔嘉彦的《四言举要》脉诀，其结句就是"断之以臆"。要想对这种"断之以臆"的臆想偏弊加之纠正，就必须使抽象概念与具体内容相结合，这就需要建立一个坚实的理论基础，把属于知觉表象的材料加以发挥、改造，同时复用较深的范畴，充实其内容，方能对脉学这一经验科学加深其确定性和可靠性的认识。必须如此，才可打破"只可意会，不可言传"这种唯心主义的观点，把中医脉学提升到科学唯物的高度。诚如恽氏所说，鸟声是一样，人类的耳听也是一样，为什么会有各不相同的认识呢？这就要找出它的原因了。鸟声乃是不依赖于人类听觉的客观存在，听觉乃是隶属于人类思维的感觉器官。同一鸟声而有不同的认识，既不能归咎于鸟，也不能归咎于耳，而主要是人们的思维认识能力未能与鸟声规律相一致的缘故。换句话说，即人们根本不懂鸟音，拿人言和鸟语这两种截然不同的东西，牵强附会地胡乱比拟。懂得鸟音就不会胡乱比拟，同样，懂得了脉理，也就不会随心臆断。因之要想克服对脉象臆断的认识方法，就必须精通建基于生理物理这一唯物基础之上的生理和病理的血液循环动力关系的各种表现。要求既要言传笔达，又要心领神会，这样才能把"断之以臆"这一偏弊矫正过来。

脉难目睹，仅凭手摸，譬之闻鸟，各是其说。

救弊补偏，摈除臆测，生理物理，重在唯物。

第六节

脉学的触诊方法不能用机械描绘代替

一、触诊在脉学上的优缺点

1.优点

（1）灵活

指尖尤以食中指尖，为触觉神经最为灵敏之处。中医的切脉方法，就是充分利用这种灵敏的触觉神经与搏动着的桡动脉相接触，应用轻重不同的手法，以诊察桡动脉的不同部位（寸关尺）、不同位置（浮中沉）各种微细与相对的变化。可以随意调节各指的指力，分别体察各指下之状况，既可三指齐按在左右寸关尺六部综合体察，又可一指单按在一手寸关尺一部仔细诊察。可以说是运用自如，方便灵巧。

（2）简捷

近代综合各种科学成果的诊断方法，不论它如何新颖、如何精确，都必须设备齐全，条件具备，太多的仪器不仅不方便随身携带，而且还需等一定的时间才能获得结果。而中医的脉诊则不受任何设备与外在条件的限制，随时随地，举手即得，技存三指，用及终身，既简又捷，实非他种诊断方法所能比拟。

（3）应用广阔

中医的切脉方法，不需任何设备，不受任何条件限制，只要提高学养，就可实地应用，因而极易为我广大中医界同仁所掌握，在同疾病的斗争中发挥巨大的作用。在以往的岁月里是如此，而在今后的年代里，仍具有应有的地位。脉诊既有着广阔的适应范围，更有着广阔的群众基础。

（4）经济

西医的许多诊断方法，除必须具有昂贵的设备、消耗各种试验器材外，对于病人本身也不无损害。X线检查要损伤细胞，常规验血要损伤皮肤与消耗血液，这些损害虽属轻微，如果没有丝毫损害不是更好吗！中医脉诊可以说具有双重的经济意义。

2. 缺点

（1）没有统一标准

数迟促结代等各种节律改变的脉象，是易于测出和识别的，这是由于脉率已有了统一标准。至于脉象的形态改变，其辨认与区别就很为不易，例如长短、大小、虚实等脉，初看是极易识别的，但细究又难于区分。寸口桡动脉的浮露部分长至何种程度方为长，小至何种程度方为小，充实至何种程度方为实，空虚至何种程度方为虚，就没有固定的标准可以遵守。其他如何者为濡，何者为弱，就更难加以界域。由于脉搏的形象不能确定，而它所代表的病理意义就更加恍惚迷离。总是各是其是，各非其非。而走上唯心与臆断的迷途，只是由于学识、经验各有高低，而揣测与武断的程度也就各有差异而已。

（2）缺乏永久记录

临床资料的各种记录，是医学科学研究中不可缺少的一个重要部分。由触诊所检得的各种脉象，只是在各人头脑中所能反映出的一种短暂印象，这种印象不仅是短暂的，而且是模糊的，既不能共同研究与形象教学，也不能前后对比长期保存。尽管有许多生动活泼鲜明典型的脉波形象，也只好让其消失在无声无息之中，不能使中医的脉学为医学科学作出更多的贡献。

> 脉诊之长，重在手技，灵活简捷，广阔经济。
> 美中不足，各异其说，缺乏标准，难存记录。

二、机械描绘在脉学上的优缺点

对于中医脉学的研究，目前正有这么一种思潮与动态，即有很多的研究单位与研究者，主张用机械描绘来代替古老的触诊，但是也有很多人不赞成，结合这些意见，下面来谈谈我对这方面的看法：

1.优点

（1）灵敏

指尖的触觉虽然十分灵敏，但并不人尽皆同，而且即便是同一个人，由于时间不同，注意力不同，所能察觉到的程度也不尽相同。桡动脉的触诊，犹如心脏的听诊，桡动脉的脉波图犹如心音图，听诊仅能听出第三心音，而主音图则能记录出第四心音，因此脉波图就可以发现手指所不能发现的某种或某些迹象。

（2）确实

由脉波图所获得的材料，是真实情况客观的凝固记录，自与主观想象的浮动的思想反映有所不同。把中医仅能在思想上把握住的东西，变成客观的科学佐证，为脉学的科研临床与教学提供了坚实良好的物质基础，这绝不是中医的触诊法所能比拟的。

2. 缺点

（1）有形无神，神形皆失

中医在临床上，不论是望诊、闻诊与脉（切）诊，均是神形兼顾。所谓神，就是人身的生机和活力在各方面的表现。一个人外形虽然完备，如果他的生活能力已经枯竭，也是不能久存的。因此中医的脉诊既要重视脉波形象与节律的各种变化，更要重视脉波的神气是否充沛或衰竭。脉来有神，是指脉波的升降与来去之间尚有余力存在，无神就是竭蹶和挣扎。这是很难用言语与笔墨来形容的。用中医传统的话来说，脉的神气也就是脉的胃气或根本，而胃、根、神就成为脉之三宝。用西医的话来讲，就是心脏的潜能。心血管机能的潜能充沛或不足，对于人身的影响自然不问可知。而这种寓存于迹象之中，而又超出于迹象之外的脉象的神气，不知如何才能在脉象图上表达出来。即使能表达出来，也无法变成语言与文字，还得用心灵去把握。

脉象图虽偏重于形，而从形的方面来说，也只能起到部分作用。同以往的脉波图一样，主要是在脉波的升降曲线与幅度上的作用，而每种脉象的体积、轮廓与内容等，就很难表达出来。以芤革二脉来说，同是浮而中空，一是浮而软，一是浮而硬；以滑涩二脉来说，一是内容充实，边缘光滑，一是内容匮乏，边缘模糊，这又将如何描绘；以动脉来说，古人早已指出不是独见于关部，寸部也常有出现，事实正是如此，浮取时常在寸或关部出现孤立突起的似无头尾之豆状搏动，而在中取或沉取时即隐伏不见，或仍为一线相连，此种脉象又该如何描绘。在各种脉象之间，不仅在一手三部之中不能以典型的单一形态出现，如寸浮而尺沉，关弦而寸弱之类，即在一部之中也都是彼此掺杂；如沉小而弱、浮大而虚之类，这又该如何设计与描绘。故即使能制订出近于理想的脉象图，但结果往往是有形无神，更可能神形皆失。

（2）灵而不活，确而不实

机械特别是光电领域内的机械，其灵敏度确实是超出人体感官数倍，当然会发现指头所不能感知的许多征象。中医的脉诊既要三指齐按，即用三种指力以探测寸关尺三部之间浮中沉的一般情况，又要逐指单按，运用不同的指力，以推测寸关尺一部之间特有的情况。这乃是中医传统的切脉方法。如果按照这种方法进行描绘，则先要在左右手常规地描绘六次，然后根据需要，再分别对某些部位进行一次或一次以上的描绘，以作补充和互证。这样，就必须要有十次以上的描绘，才能完成一次脉诊，而不是左右手各描绘一次即可完事。机械只能适用于某种特殊疾病的患者，在门诊及一般的临床工作中，是难以做到的。可见机械的东西总逃不出机械的范畴。姑不论其有无惯性作用，与实际情况仍存在着距离，但总是突出了这一面就会削弱了另一面。既要求它能够灵敏，又要求它能够灵活；既要求它在寸关尺三部能作出一般性的记录，又要求它在寸关尺一部能分别作出记录；既要求它能记录出单纯的某一脉象的形象，又要求它能记录出某些脉象复合的形象。器械对此是顾此失彼，难以满足主观上的要求。

（3）长短互见，不能取代

西医的听诊如同中医的切脉，听诊所得的可靠性，也是由经验深浅与学养高低所决定的。由心音图所获得的材料，也是把由听觉所获得的印象，变为客观的真实记录。这与脉象图和切脉有着相同的情形。自从有了心音图以后，应该说西医的听诊器早应进入历史博物馆与垃圾堆了，为什么现在还作为西医的必备工具之一呢？早就有人（E·Goldberger）说过，只注意最近发展的复杂诊断技术，而忽视原来应用并具有卓越成就的普通诊断方法，是错误的，并且是一种重大的错误。不论是现代的或是传统的何种诊断方法，它们都各有其地位，各有其范畴，谁都不是万能，谁也不是无能，既不能彼此取代，更不能各自孤立。以心音图来说，它能记录出第四心音，而听诊器只能听到第三心音，但是由听诊器所听到的某种杂音，却又不能为心音图所发现。同理，脉象图虽能记录手指所不能察觉到的某些征象，而由手指所察觉到的某些征象也不能为脉象图所发现。迷信太深和一脚踢开，都不是正确的态度。

（4）闭门造车，未必合辙

任何仪器，尤其是测量仪器都是用来确定、鉴别、分析和探测对象的，通过对象才能对仪器本身作出鉴定。如果是对象尚未发现，或虽常有发现而尚未能捕获时就肯定仪器本身的作用，这仅是自欺而不能欺人。脉象描记器械自然也不例外。

但各种病理脉象的出现和确定，都是在自然条件下发生和经过反复观察而来的，而不能用实验方法在人工控制条件下进行复制。特别是许多混合形态的脉象，如浮濡而数、沉细而弱之类更是变幻无穷。还有许多脉象，平时就很难遇到，即以革脉而论，本人行医五十年，临证万千次，还未曾有一次遇到像古人所说的典型的革脉。这并不是说古人所说的革脉根本不存在，而是说这种脉象是所见不多。这样在器械的设计时，就要提出一种严格的要求，即能不能无须通过对象就肯定仪器本身的作用。如果这是不可能的话，那就要尽力复制对象，来对仪器进行鉴定。而复制的脉象是否能与自然发生的脉象相一致呢？到最后恐怕难免出现闭门造车、出门翻车的结果。

（5）求显反晦，终难普及

随着卫生工作的迅速发展，医务工作者的人数也成倍地增加，而中医的切脉方法，又是许多诊断方法中最为灵活、简捷与经济的一种，又有着深入人心的群众基础，如果采用机械描绘来代替触诊的切脉，并能使每个医务工作者各备一具，则不知要经过多长时间才能制订出统一标准的仪器与统一标准的脉象，也不知要经过多少时间，才能使这种标准的脉象图为广大的医务工作者所熟悉和理解。推广脉象描记本来是想发扬中医的脉学，然而即使制出几万台合乎理想的脉象描记器，由于携带不便，操作繁琐，也只能为少数人所掌握，放在陈列馆里、研究院里、教研组里，或是像心电图那样，放在专门描绘脉象的科室里。而广大医务工作者，还是凭借自己的指头进行工作。

机械描绘，灵敏确实，客观凭证，科研基石。

瑜不掩瑕，得不偿失，有形无神，灵而不活。

长短互见，车不合辙，术显反晦，终难普及。

第二章

左右寸口分候

脏腑机理阐探

第一节

左右寸口分候脏腑的学说在目前的处境

两手寸口寸关尺六部分候脏腑的诊脉方法，既是中医脉学的精华部分，也是中医理论体系中的奥秘。2000多年来，在中医的临床实践中，都是以这种思想为指导。但它究竟是通过何种途径，使不同脏腑与两手寸口六部之间发生着内外相应的彼此联系，则是久被忽视的。直到今天，这一与中医临床时刻不可分离的学说见解，虽仍为我广大中医界同人竭力予以维护和保留，但由于得不到充足的理由为之阐释和论证，实际上已是穷途末路、名存实亡。把中医脉学这一精华与奥秘发扬光大，实属当务之急，具有现实意义。

任何一门科学学说的周密和完整的理论体系，都是对客观事物认识的深化和升华，理论愈精辟，认识愈入微。真实的客观存在，如果得到了精辟的理论为之阐扬，就会巩固和提高它的地位并将其发扬光大。如果没有一种完整的理论体系为之阐释，固然仍不失其为客观存在，但必然会动摇和降低它已经取得的地位，逐步走向湮没。因之要想使左右寸口分候脏腑这一中医脉诊方法昌盛不衰，就必须有一种言之成理的理论体系予以阐释和证明。

对于两手寸口分候脏腑的机理，多数人均认为这是中医学说中的奥秘，既不能过早地否定，也不能无条件地肯定，只有在今后的年代里不断探索和实践，逐步肯定它的实际价值和奠定其应有的地位。

两手寸关尺六部分别与脏腑病理作用相应的关系，并不是确定不移和随时存在的，即有时是相应的，而有时又是不相应的。在相应时，确能与古说相符；而不相应时，又不能强为联系。总是在若隐若现、可凭与不可凭之间。以之作为参证，则有时确有据可征，以之作为绝对依据，则又难以捉摸。清代徐灵胎曾经这样说过，"如以脉为可凭，而有时亦不可凭，如以脉为不可凭，而又凿凿乎其可凭。"事实也正是如此。因此对这一学说的见解是信者有人，而不信者更有人。过信者是死命抱住这种学说不放手，好像离开了这一学说，中医的脉诊就没有存在的余地，这真是胶柱鼓瑟。过于不相信者，则干脆一脚踢开，直接把它推到唯心主义的深渊里去，任凭人们随意攻击。尤以在西医学说兴盛的情况下，就更不能和形态结构或理化现象已经得到充分阐明的生理与病理学说相比拟，所以西医对于这一学说从根本上抱着一种否定的态度。歧视中医的人们，也常利用中医理论上这一薄弱环节，作为攻击中医理论体系是"唯心论"的借口。

寸口六部，有如璞玉，内外相通，自有凭据。
信之太深，实类胶柱，轻率摈除，失之粗鲁。
继绝振衰，彼此期顾，时不再来，庸何我后。

第二节

中医脉学根源的历史回顾

一、脉在中医学说中的双重含义

如众周知，中医所谓之"脉"，在生理、病理和诊断诸方面，都占有极其重要的地位，贯穿和交织在整个中医理论体系之中。广义地说，凡是具有联系、沟通、传导、呼应和感应等作用的通路和物质，都可叫作"脉"，所谓"脉脉相通"或"一脉相承"是也。狭义的则是指心血管系统跳动着的脉搏。人身各种联系、沟通、传导和感应的组织与物质，既是脉脉相通，更是一脉相承。在古代的历史条件下，对于人体的解剖关系还不能有详细的了解，有的是尚未发现，有的则是尚未分清，因此中医所重视的"脉"，乃是包括着心血管、淋巴、神经与经络等系统在内而言的。在这些系统中，以心血管系统与经络系统在中医脉学体系中最为重要。但是，古人对心血管系统之脉和经络系统之脉，是混同在一起加以认识的，并未明确地加以区分，试加分析并说明如下。

以心血管系统之脉来说，就是"在天为热……在体为脉……在脏为心"（《素问·五运行大论》）和"心主脉"（《素问·宣明五气》）。在体者在外之四肢百骸也，在脏者在内之心脏也。这就是脉与心的内外关系，所以说"心之合脉也"（《素问·五脏生成》）。人身头面的血管最为丰富，血脉充盈则面有光泽，所以说"（心）其华在面，其充在血脉"（《素问·六节藏象论》）。《灵枢·决气》曰："壅遏营气，令无所避，是为脉。"人身的血管乃是血液流通的孔道，是使血液有所归纳和约束的场所，故曰："脉者血之府也"（《素问·脉要精微论》）。人身脏腑百骸皆与心血管一脉相通，故曰："五脏之道皆出于经隧……是故守经隧焉。"（《素问·调经论》）又曰："营者水谷之精气也，和调于五脏，洒陈于六腑，乃能入于脉也。故循脉上下，贯五脏，络六腑也。"（《素问·痹论》）再如，《素问·平人气象论》曰："胃之大络，名曰虚里，贯膈络肺，出于左乳下，其动应衣，脉宗气也。"胃之大络，虽有待于考证，但左乳下的心尖搏动，则肯定是经脉流行的宗气，也就是经脉运行的始动机制和人身能量的源泉。

在经脉的划分上，也是以血管为依据的，如"经脉者常不可见也，其虚实也以气口知之，脉之见者皆络脉也"（《灵枢·经脉》）。经脉深藏、络脉浮露，与今天的动脉与静脉的解剖关系是极为符合的。并特别指出经脉之虚实以气口知之，这从桡动脉的位置来说明经脉就是动脉，也是有道理的。"经脉为里，支而横者为络，络之别者为孙"（《灵枢·脉度》），也能和动脉、静脉和毛细血管的大体状况相符。还有一点更说明"经"乃是人身的大血管和动脉系统，"络"就是小血管和静脉系统，即"酒入于胃，则络脉满而经脉虚"（《素问·厥论》）。这和饮酒或摄入热饮料后，周身的毛细血管和小血管扩张，而大血管系统中的血容量即相应减少是完全一致的。这些都是偏重于心血管系统即血脉之脉而言的。

以经络系统之脉来说，如《素问·阴阳应象大论》曰："上古圣人，论理人形，列别脏腑，端络经脉，会通六合，各从其经；气穴所发，各有处名；溪谷属骨，皆有所起，分部逆从，各有条理；四时阴阳，尽有经纪；外内之应，皆有表里。"这是说在上古之时，讨论人体形状，识别脏腑之早期，就是把经络的关系放在第一位的。除了说明经络能与四时阴阳内外表里的天人关系相应外，特别指出"气穴所发，各有处名"。可见上古之时对于经络所属的腧穴，也已经有了确定的名称。如"十二经脉，三百六十五络"（《灵枢·邪气脏腑病形》），"夫十二经脉者，皆络三百六十五节"（《素问·调经论》）。而这三百六十五节，也就是人身的气穴所在，并反复强调经络在医疗实践中的地位。如"夫十二经脉者，人之所以生，病之所以成，人之所以治，病之所以起，学之所始，工之所止也，粗之所易，上之所难也"（《灵枢·经别》），"凡刺之道，必通十二经络之所终始，络脉之所别处"（《灵枢·本输》），"以微针通其经脉，调其血气"（《灵枢·九针十二原》）。所有这些，都是偏重于经络之脉而说的。

由于在《内经》上是把经络和血管都作为"脉"来对待的，故《灵枢·经脉》实际上也就是经络篇，因而在很多地方难以强为划分。如"经络之相贯，如环无端"（《灵枢·邪气脏腑病形》），"经脉流行不止，环周不休"（《素问·举痛论》），"如环无端，莫知其纪，终而复始"（《灵枢·动输》）。经络与血管都有这种作用，而且都是用江河水系来比譬的。古人还把人体表面的小血管按照十二经脉的循行范围加以划分。这在《素问·皮部论》中说得很清楚，如说阳明部"中有浮络者，皆阳明之络也，其色多青则痛，多黑则痹，黄赤则热，多白则寒，五色皆见，则寒热也"。其他各经皆同。又如外因六淫为病，认为都是先从小络脉开始的，而这种小络脉是属于经络还是属于血管，则又难以分别。如"邪之客于形也，必先舍于皮毛，留而不去，入舍于孙脉，留而不去，入舍于络脉，留而不去，入舍于经脉，内连五脏"（《素问·缪刺论》）。因为皮毛包罗一身，经络与血管均处于其下，所以是"皮者脉之部也，邪客于皮则腠理开，开则邪入客于络脉，络脉满则注于经脉，经脉满则入舍于脏腑也"（《素问·皮部论》）。可见经络系统与心血管系统，古人是把它们合并加以认识的。正因为如此，所以才能根据心脏的"一呼脉再动，一吸脉亦再动，呼吸定息脉五动，闰以太息，命曰平人"（《素问·平人气象论》）的正常现象，而提出"按其脉，知其病，命曰神"（《灵枢·邪气脏腑病形》）和"按尺寸观浮沉滑涩，而知病所生以治"（《素问·阴阳应象大论》）、"经脉者，所以能决死生，处百病，调虚实，不可不通"（《灵枢·经脉》）的临床诊治原则。我们在讨论和阐扬中医的脉学时，把中医"脉"的含义弄清，将是十分必要的。

> 脉脉相通，一脉相承，沟通联系，均以脉称。
> 经络血管，有如江河，流行不止，内外包罗。
> 两位一体，如环无端，中医之脉，义有双涵。

二、上古三部九候的诊法乃是血管之脉与经络之脉的集合

中医切脉之法，主要是建立在血液循环的动力关系所表现在桡动脉搏动上的种种反应和微细变化的基础之上的。但这只是中医脉学的一个方面，即属于血脉之脉的范畴。如果单从这种观点来论中医之脉，不但对上古三部九候的诊法不能有充分的了解，而且对传统的独取寸口的诊法，也无从升其堂室。

《素问》81篇（亡2篇），其中大部分的篇章贯穿着经络学说。《灵枢》81篇，几乎是经络学说的专著，而中医的诊脉方法即包含和孕育在这些篇章之中。因此中医的脉学乃是血管与经络两种学说的集合。这在上古三部九候的诊法中，有着充分的事实根据。《素问·三部九候论》说："何为三部……有下部、有中部、有上部。部各有三候。三候者，有天、有地、有人也。必指而导之，乃以为真。上部天，两额之动脉；上部地，两颊之动脉；上部人，耳前之动脉。中部天，手太阴也；中部地，手阳明也；中部人，手少阴也。下部天，足厥阴也；下部地，足少阴也；下部人，足太阴也。故下部之天以候肝，地以候肾，人以候脾胃之气……中部……天以候肺，地以候胸中之气，人以候心……上部……天以候头角之气，地以候口齿之气，人以候耳目之气。三部者各有天、各有地、各有人。三而成天，三而成地，三而成人。三而三之，合则为九。"从这一诊法的上中下三部的诊察部位，可以见到它和十二经络的密切关系：

三部	九候	脉 诊 部 位		测候范围
		经络	血管	
上	天	足少阳胆经当颔厌之次	颞浅动脉额支	以候头角之气
	地	足阳明胃经当巨髎之次	面前动脉分支	以候口齿之气
	人	手少阳三焦经当耳和髎之次	颞浅动脉分支	以候耳目之气
中	天	手太阴肺经当经渠之次	桡动脉	以候肺
	地	手阳明大肠经当合谷之次	桡动脉之指背动脉	以候胸中之气
	人	手少阴心经当神门之次	尺动脉	以候心
下	天	足厥阴肝经当五里或太冲之次	箕门：股动脉 冲阳：足背动脉	以候肝
	地	足少阴肾经当太溪之次	胫后动脉	以候肾
	人	足太阴脾经当箕门或足阳明胃经当冲阳之次	太冲：第一跖背动脉 五里：股动脉	以候脾胃

　　从上表可见，上古在人身上中下的九个诊脉部位，乃是根据九个主要的经络与血管的交会点来测候的，故《素问·至真要大论》说："病本于脾，冲阳绝死不治……病本于肺，尺泽绝死不治（又云天府绝死不治）……病本于肾，太溪绝死不治……病本于肝，太冲绝死不治……病本于心，神门绝死不治。"这些都是从经络血管方面来进行诊察的，冲阳、尺泽、

太溪、太冲、神门诸穴，既为四肢动脉最为浮露明显之处，又为经络系统在四肢的主要腧穴。可见古人的诊脉方法不仅以心血管系统的机能为依据，更是以经络系统的机能为凭证。在上表中可见人身的十二经络，除了手厥阴心包经、手太阳小肠经和足太阳膀胱经外，其余都已包罗在内。这三经虽未列入，但它们的病理意义都是属于腑病的范畴。在治脏即可通腑的原则下，是可以居于次要地位的。只有全面理解经络系统与心血管系统，方可言中医之脉。

人身血液的运行，虽然都是以心血管系统的机能为主导力量，但由于全身各个组织与器官的构造特殊，血管的行走迁曲，因此血液的流行和分布、血管的构造和机能，就不能不受到各组织与器官的影响。人身的经络虽是彼此衔接，如环无端，莫知其纪，但由于它是脏腑的枝叶，就不能不与各脏腑的功能相协调。所以古人在人身上中下九个不同的地方，来诊察不同区域、不同脏腑、不同血管、不同经络的生理和病理的情况，就具有全面了解、分别诊察的优点。某一血管与经络的机能失调，既能导致这一区域与所属器官的机能异常，而某一器官的机能异常，也将导致某一血管与经络的机能失调。这乃是上古三部九候的诊法优于独取寸口诊法的主要所在。

附带说明一下，古代的三部九候的诊法，与今天生理学上所叙述的血液循环的基本生理表现是有相同的理论基础的。按照今天的认识，全身各处浅在动脉在其搏动时，各部在节律上有其均匀性，出现的时间有其一致性。如果上中下三部的血管搏动情况有了某种程度上的相互差异，则机体内部一定存在着某种病理改变或生理异常。因此西医对动脉系统的触诊，也是在四肢不同部位（股动脉、胫后动脉、足背动脉、肱动脉、桡动脉）分别进行的。可见古人诊脉强调必须根据全身各处浅在动脉的搏动状况加以综合观察，方能对病变的性质作出判断和估计，实是相当详细而周备的。

> 五脏之道，出于经隧，血管经络，彼此交会。
> 三部九候，古之所贵，上下互参，义实详备。

三、独取寸口是三部九候诊法的简化和演进

（一）寸口、脉口、气口三种不同名称的释义

手太阴肺经当经渠与太渊之次的桡骨茎突处桡动脉的浮露部分，在《内经》上有寸口、脉口和气口三种不同的名称，例如在《素问·经脉别论》《灵枢·四时气》中作"气口"；在《灵枢·五色》《灵枢·终始》中作"脉口"；在《素问·六节藏象论》《灵枢·禁服》中作"寸口"。虽有"脉""气""寸"之别，但称之为"口"则是一致的。弄清它的含义，不但对三种不同的名称会有清晰的认识，而且对于两手寸口分候脏腑的理解，也有所助益。

所谓"口"，就是主出纳、司吞吐，为开合之门户，扼往来之冲要的地方。人身口舌之"口"的含义，当然也不例外。称之为"脉口"，就是说这一部分乃是经脉交会的枢纽，是血管与经络的循行孔道，乃脉诊的门户。"脉口"的命名，足见其重要。称之为"气口"，因人身其所以能够生活和生存，完

全由元气为之主持，而元气的盛衰存亡，是通过血管和经络的门户与枢纽集中地反映在脉口上，因之"脉口"亦称为"气口"。称之为"寸口"的道理：除在《难经》的第二难中，有"分寸为尺，分尺为寸。故阴得尺内一寸，阳得寸内九分"的说法外，尺寸之名早已见于《内经》。因为从肘至腕其长约尺，肘内的尺泽穴即由此得名。寸为尺之始，故手腕处的桡动脉的浮露部分即称之为寸。不称之为"尺口"而称之为"寸口"，是意味着这一盈寸之地，在脉诊上具有特殊的重要地位。至于把左手的寸部称为人迎、右手的寸部称为气口，是没有实际意义的。

"脉口"和"气口"是以其机理言，"寸口"是以其位置言，这种解释是比较妥当的。

（二）寸口在上古诊法中早具有重要地位

独取寸口的由来，现存的中医文献均认为首见于《难经》，但究竟起于何时则难估定。即以《内经》而论，除详论人身上中下之三部九候的诊法外，对于寸口也非常重视。例如《素问·经脉别论》曰："……气口成寸，以决死生。"《素问·平人气象论》曰："欲知寸口太过与不及……"《灵枢·五阅五使》曰："脉出于气口，色见于明堂。"《灵枢·小针解》曰："所谓虚则实之者，气口虚而当补之也，满则泄之者，气口盛而当泻之也。"《灵枢·根结》曰："持其脉口，数其至也。"可见在上古三部九候诊法的同时，寸口早为当时所重视，且已经有取其他各部而代之的趋势。

（三）九候成三的诊法是独取寸口的过渡阶段

删繁就简、推陈出新，乃是人类在认识客观事物时的必然趋势和规律。淘汰其不适用的部分，寻找其最适用的部分，这乃是九候成三、三部存一的必然结果，是古人对脉诊认识的深化和发展。上古三部九候的诊法虽属详备，但在运用中未免费事费时，各部动脉的搏动状况有的深而隐，有的浅而显；有的粗而大，有的细而小；有的端而直，有的迂而曲。何者为常，何者为病，经文无详细说明，事实上也不易说明。因之有的地方就很适用，有的地方就很不适用。寸口是最适用的，就保留下来了。在上下部又发现人迎与趺阳较之原有上下三部更为合用，于是即取原有上下三部而代之，而成为上中下三部的诊法。

三　部	脉　诊　部　位	所候脏腑
上	人迎（喉结两旁的颈总动脉）	胃
中	寸口（桡动脉）	十二经脏
下	趺阳（足背的胫前动脉）	胃

这种上中下三部诊法，虽较上古之法为简，但从经络与血管的交会意义上来说，仍是十分重要的。从经络关系上来讲，人迎和趺阳是属于足阳明胃经，胃是十二经脉之海，是后天的根本。寸口属手太阴肺经，"肺朝百脉"，故寸口为"脉之大会"（对此后文再作讨论）。从血管的关系上来讲，这三处的动脉，乃是人身动脉系统中在身体表面搏动最为明显的地方，西医也非常重视。颈动脉的搏动与头面血液运行有关，现代诊断学上对此也很重视。足背动脉的搏动与降主动脉及下肢动脉更有密切关系。从桡动脉来测候血液循环的机能，在西医更不

例外。因此将这三个部位来作为脉诊取证的点，当然是具有重要意义的。

在上中下三部中，还是各有优劣的。以人迎来说，它正处于颈动脉窦处，有着丰富的神经纤维和压力及化学感受器，如在此处加压和摩弄过久，不但易引起不适感，而且还有使心率变慢及心脏停搏的危险。趺阳处于下肢，使用不便，更不能与寸口相比，因此寸口就成为中医脉诊的枢纽。

（四）独取寸口的实际意义和时代背景

张仲景在《伤寒论》里对于这种删繁就简独取寸口的诊法深感不满，认为按寸不及尺，握手不及足，人迎、寸口、趺阳三部不参的诊法，是不合经旨的粗浅行为，不能为法。但是由繁就简，乃是人类在认识客观事物时节省时间和精力的必然规律，由简及繁也是认识客观事物时全面而周到的必然方法，不能因简而弃繁，也不能崇繁而废简，只能认为繁乃是简的补充，简乃是繁的概括。至于何时宜简、何时宜繁，则应根据当时的具体情况来决定，不需要而且也不可能有一种固定的方法。如果说九候存一的诊脉方法失之简，那么寸口六部分别与脏腑相应的学说又未免失之玄。这是有充分的讨论余地的。中医的脉诊固然是以寸口为中心，而西医在临床上对于桡动脉的触诊也极其重视，认为"按摸桡脉搏虽极简单，但恰是心脏检查中不可或缺之重要步骤。两侧桡动脉之按摸，应同时进行。按摸时宜用指尖，不用拇指"（E·Goldberger 语）。可见独取寸口的诊法古今中外如出一辙。中西医独取寸口的方法虽然一样，但在认识内容上却存在着根本的差别。西医独取寸口，是因桡动脉处于有利地位；中医独取寸口则不但考虑到它的有利地位，而且还考虑到两手寸口分候脏腑的奥妙。

还有一点也是值得注意的：任何学说思想都是表现其自身于当时的社会意识形态里，任何学说的表现形式和面貌，也必然为当时的社会形态所决定。诊察人迎要搬弄头部，诊察跌阳要摩弄足部。在封建社会中，认为头部是最尊贵的地方，不能任人摩弄，足部是次于阴部最隐蔽的地方，更不能轻易暴露，尤以女性更是如此。再则这种握手不及足的诊法，也与缠足之风盛行有关。由于人迎、跌阳受到旧礼教的封锁，所以三部存一是可行的。诊察寸口时，既不摸头脚，也不解衣着，经过古人不断的经验积累，乃成为诊察疾病的重要手段。

（五）以寸口六部分候脏腑是独取寸口的进步和发展

任何一门科学成果，都是前面一切理论的总结，或者是自前面的理论所派生出来的。在时间上最晚出的理论必然包括之前的理论在内，乃是旧有理论的矫正和发展。它们不是无根的芝草，也不是僵化的死尸，都是由经验积累，进而上升于理论、不断补充和发展起来的。

从上古的全身上中下的三部九候的诊法，简化和发展为人身上中下三部三处主要动脉的三部诊法，再由上中下三部的诊法，简化和发展为独取寸口的诊法。在独取寸口的基础上，又发展成为寸关尺三部九候的诊法，并由此引导出两手寸关尺六部分别与脏腑对应的关系。中医对脉诊认识的深化和发展过程，虽然在以往的文献中，不能找出确切的证明，但按照事物的发展规律，其大体的发展演变过程，是不会有多大出入的。

（六）分候与分配乃是这一学说唯物与唯心的分界线

两手寸关尺六部、分候脏腑之"分候"，在《内经》而后的许多中医文献上，都是称之为"分配"，这种分配之"配"，实不妥，应该及早恢复为"分候"，以提防把这一学说认为是唯心主义思想体系的攻击，因为"分配"是服从以思想意识为转移的对客观事物的主观能动作用的发挥，是要把客观存在的事物从主观愿望上去安排和支配。无怪乎古人对于这种理论的运用除五脏外，对于六腑则是任意安排和各抒所见了。如恢复为"候"，乃是标志着这一理论和见解是独立于主观意识之外的一种客观存在，是一种自外至内，由局部窥测全体的认识方法，是病理证候因果关系特定反映的探索途径，是符合逻辑学上因果作用的共变法则规律的。既不能任意支配，也不能轻率地更改。虽然仅属一字之差，但唯心与唯物的区分，其意义是巨大的。也应该说，由此方可奠定这一学说的唯物基础。

> 九候成三，三部存一，脉出寸口，诊家鹄的。
>
> 不摸头脚，不解衣着，诊察既久，乃成锁钥。
>
> 分候唯物，分配唯心，客观存在，岂容率更。

第三节

左右寸口分候脏腑的学说根源和客观凭据

一、两手寸口寸关尺六部分候脏腑的分配方法不是出自《内经》

左右寸口分候脏腑的学说根源，多数的中医文献，均认为是出自《素问·脉要精微论》，虽然也有人提出过不同的看法，但在崇古遵经的思潮影响下，总是牵强附会，曲为解说。经过仔细推敲，有足够的理由可以证明，《素问·脉要精微论》的原文并不是指这一诊法。事实俱在，可以先行温习一下原文。

"……尺内两旁则季胁也，尺外以候肾，尺里以候腹。中附上（有人读为'尺里以候腹中，附上'但与下文'上附上'互观，可以证明是'中附上'），左外以候肝，内以候膈，右外以候胃，内以候脾。上附上，右外以候肺，内以候胸中，左外以候心，内以候膻中。前以候前，后以候后。上竟上者，胸喉中事也，下竟下者，少腹腰股膝胫中事也。"

首先撇开这一段文字与两手寸关尺的关系这一成见不谈，应当先从文字本身作出合情合理的解释。什么是尺？乃是泛指前臂，特别是前臂内侧这一部分，也就是相当于肘横纹至腕横纹处，因其长约尺，故即以尺称之，绝非寸关尺之尺。关于尺的意义，在《内经》中可以找出大量依据，如《灵枢·论疾诊尺》

首先发问说："余欲无视色持脉，独调其尺，以言其病，从外知内，为之奈何？岐伯曰：审其尺之缓急大小滑涩，肉之坚脆，而病形定矣。"意思是说除了望色诊脉之外，如单独察看尺部的变化，从外推内而知其病，应该如何？答复是审察到尺部皮肤的弛缓绷急、滑润枯涩，肌肉之丰满而大或是瘦削而小，以至肌肉之坚强或脆弱，则病之形态即可决定。"尺之大小缓急滑涩"并不是指寸关尺的尺部的脉搏有诸种改变之谓，因为开头已明确讲到"余欲无视色持脉，独调其尺"，则此尺非彼尺可知。其下接言尺肤的各种病理变化，如尺肤滑而泽脂、尺肤粗如鱼鳞、尺肤热、尺肤寒等种种情况。《灵枢·邪气脏腑病形》说："夫色脉与尺之相应也，如桴鼓影响之相应也……调其脉之缓急大小滑涩，而病变定矣……脉急者尺之皮肤亦急，脉缓者尺之皮肤亦缓，脉小者尺之皮肤亦减而少气，脉大者尺之皮肤亦贲而起，脉滑者尺之皮肤亦滑，脉涩者尺之皮肤亦涩……故善调尺者，不待于寸。"在《灵枢·邪客》中又指出，"持其尺，察其肉之坚脆、大小、滑涩、寒温、燥湿"，更可明了。再看《素问·平人气象论》所说的，"人一呼脉三动，一吸脉三动而躁，尺热曰病温，尺不热脉滑曰病风，脉涩曰痹……尺涩脉滑谓之多汗……尺寒脉细谓之后泄"。《难经》第十三难中也说，"五脏有五色皆见于面，亦当与寸口尺内相应……脉数，尺之皮肤亦数"。丁德用注曰："臂内皮肤热也。"徐灵胎注曰："寸口指脉言，尺内指尺之皮肤言。"可见尺内之皮肤与寸口之脉搏，均是分别而言的。因前臂内侧肌肉丰满，血管丰富，而且按摸也较便利，故这一部分的肌肉状况，就可与全身某些病情相对应。

尺之意义既明，再谈尺内两旁之季肋。季肋乃是肋之下缘即软肋部分，这是无可置疑的，如正身垂手，则前臂内侧近尺泽穴处身之两旁正是季肋的部位，这乃是很明显的事实。尺外的部位是躯体在前臂的后面和浅在的部位，也就是腰部正与肾脏的部位相当，故尺外能候肾。尺里是躯体在前臂的前面和深在的部位，也就是腹部，故尺里能候腹。肾脏的病变要在相当于尺泽穴躯体的外前方去测候，腹部的病变要在相当于躯体尺泽穴的内后方去测候，意义也是很明显的。

"中附上"，中乃是人身之中，附上即向上之意，是自季肋向上或自尺泽穴之对面向上处。"左外以候肝，内以候膈，右外以候胃，内以候脾"，左右疑有颠倒，应为"右外以候肝，内以候膈，左外以候胃，内以候脾"。其理由如下：

人体解剖关系，脏腑的大体状况，古人还是有所了解的，要不然的话，这些五脏六腑的名称、形状、位置和功能等，是从何而来呢？难道果真如古代所传说的扁鹊饮了长桑君的上池之水，就能洞见人体的脏腑吗？既云洞见，就不会把肝胆和脾胃弄颠倒。事实上古代早已有了朴素的解剖学，如《灵枢·经水》说："若夫八尺之士，皮肉在此，外可度量切循而得之，其死可解剖而视之。"《难经》第四十一难说："肝独有两叶。"四十二难说："肝重二斤四两，左三叶，右四叶，凡七叶。"西医也是把肝粗分为左右两叶，细分为左叶、右叶、方叶与尾叶四叶。如按血管分支细分可分为六叶，与中医仅差一叶。肝重男子为 1230 ~ 1450 克，女子为 1100 ~ 1300 克，与《难经》

所载也大体相符。可见中医所确定的五脏六腑的名称，以及它们的位置和功能，是由解剖所获得的真实材料，并不是凭空杜撰和臆测得来的，因此不会把肝脾的左右关系弄错。而这种左和右的颠倒之误，竟然铸成大错，并且争论至今。所以应从"左外以候胃"和"右外以候肝"来说明问题。即自左侧季肋向上或近上之处浅在的部位是测候胃的地方，深在的部位是测候脾的地方。右侧季肋向上或近上之处浅在的部位是测候肝脏的地方，深在的部位是测候膈膜的地方。肝胃位浅，脾膈位深，也与解剖关系大体相符。

"上附上"，乃是由中部之上再向上之意，"右外以候肺，内以候胸中，左外以候心，内以候膻中"。因肺脏虽满布于胸腔，但左为心占，故右广而左狭，心脏则是偏居于胸左，心尖的搏动状况，也可以从左胸的体表触知。胸中与膻中乃是指胸腔之内部而言。这种解释也并不牵强。

"前以候前，后以候后"，这是总结上文之意，即偏居于身体前面的脏腑有病，应自身体前面测候，偏居于身体后面的脏腑有病，应自身体后面测候。如果把这两句话归纳在寸口六部之中是无法理解的，因此后人多避而不谈。"上竟上者，胸喉中事也，下竟下者，少腹腰股膝胫中事也。""竟"与"尽"同义，即自季肋向上而至极上，乃是胸喉头面的事；自下而至极下，乃是腰股胫足中的事。至此，人身的上下前后，大体上已包罗。

由此可见，《素问·脉要精微论》上这一段话，主要是以与尺泽穴相对之季肋为起点，说明身体表面与脏腑位置的大体关系。依照这种关系，就可用摸、触、叩、按等诸种方法，来诊察位于其下的脏腑的病变。换句话说，它乃是古人摸索出的人体表面诊察法，原本与两手寸关尺的关系并无牵涉，是后人用支离割裂、斩头去尾、削足适履的手法，强行植入于寸口六部之中的。更应注意的是，《内经》的诊法主要是以人身上中下三部的三部九候为主。当时独取寸口的诊法可能还在萌芽时代，寸口也只有尺寸之分，并无关部的片言只语。寸口六部分候脏腑的关系，在《内经》上是找不出依据的。

　　脏腑机能，六部分应，说自后兴，经无明训。
　　上下三部，表面解剖，左脾右肝，自能不误。

二、秦越人是这一学说的奠基者

　　寸口六部与脏腑相应的关系，虽不能从《内经》上找出依据，但并不是说就没有它存在的价值。任何一门有生命有活力的科学，既不是凭空而出，也不是死板的历千古而不变。前面已经说过，独取寸口的诊法，即在上古三部九候诊法的同时，在《内经》上也有"寸口独为五脏主"之说，不过是其法未备，其义未彰。到了越人著述《难经》进行总结以后，乃靡然风行，且取上古三部九候的诊法而代之。因此要想从古代中医文献上追究这一学说的根源，应以《难经》为主要依据。

　　在《难经》的第一难中，就把独取寸口以决五脏六腑生死吉凶列为第一要义，在第二难中又把寸口划分为寸关尺三部。在《内经》上的寸口只有尺寸之说，而在尺寸之间增添了"关"

的界限，是自《难经》而开始的。在第十八难中乃有了寸口六部与脏腑的相应关系。后世注解《难经》者对此均有所发挥。现将第十八难原文及徐灵胎之注释，抄录于下，以供参研。

"十八难曰：脉有三部，部有四经，三部，寸关尺也；四经，两手寸关尺各候一脏一腑也。手有太阴、阳明，手太阴属肺，手阳明属大肠，皆诊于右寸。足有太阳、少阴，足太阳属膀胱，足少阴属肾，皆诊于左尺。为上下部，右寸为上，左尺为下。何谓也？然：手太阴、阳明金也，足少阴、太阳水也，金生水，水流下行而不能上，故在下部也。此言，左右手循环相生者也。足厥阴、少阳足厥阴属肝，少阳属胆，皆诊于左关。木也，生手太阳、少阴火，手太阳属小肠，手少阴属心。皆诊于左寸。火炎上行而不能下，故为上部。手心主、少阳火，手心主即手厥阴心包络也，手少阳属三焦，推本文之意，则宜诊于右尺。生足太阴、阳明土，足太阴属脾，足阳明属胃，皆诊于右关。土主中宫，故在中部也。此皆五行子母更相生养者也。以上释三部、四经上下之义。下文又论所主之病也。脉有三部九候，各何所主之？然：三部者，寸、关、尺也。九候者，浮、中、沉也。三部各有浮、中、沉，故为九也。上部法天，主胸以上至头之有疾也。此又不以经络，以部位言。中部法人，主膈以下至脐之有疾也。下部法地，主脐以下至足之有疾也。即《素·脉要精微论》所云：'上竟上者，胸、喉中事也。下竟下者，少腹、腰、股、膝、胫、足中事也。'但其候脉法，与此微别。"

徐氏又说："此篇所论六经部位，乃《素问·血气形志论》所谓：'足太阳与少阴为表里，少阳与厥阴为表里，阳明与太阴为表里，是为足阴阳也。手太阳与少阴为表里，少阳与心主为表里，阳明与太阴为表里，是为手阴阳也。'以此为据。而后世《脉经》《脉诀》因之。但《素问》止言经络表里如此，并不指为诊脉之位，今乃以右尺诊心主、少阳，及第八难以肾为三焦之原，三十九难又谓命门气与肾通，皆互相证明也……盖《内经》诊脉之法，其途不一，而《难经》则专以寸口为断，于是将经中诊法尽附会入之，此必别有传授，不可尽议其非。"在第一难中，徐氏就说过："独取寸口者，越人之学也。自是而后，诊法精而不备矣。"

寸口六部与脏腑相应的位置，其源虽出于《难经》，但信奉者有人，而修改者更有人。早在唐代，杨玄操注解《难经》时就肯定地说："左手寸口者，心与小肠脉之所出也。关上者，肝与胆脉之所出也。尺中者，肾与膀胱脉之所出也……右手寸口者，肺与大肠脉之所出也。关上者，脾与胃脉之所出也。尺中者，命门、三焦脉之所出也……凡五脏之脉并为阴，阴脉皆沉；六腑之脉并为阳，阳脉皆浮。假令左手寸口脉浮者，小肠脉也；沉者，心之脉也，余皆仿此。斯乃脉位之纲维，诊候之法式也。"宋代丁德用也说："左手寸部，心与小肠动脉所出也……左手关部，肝胆动脉所出也……左手尺部，肾与膀胱动脉所出也……右手寸部，肺与大肠动脉所出也……右手关部，脾胃动脉所出也……右手尺部，心包络与三焦动脉所出也。"王叔和《脉经》及高阳生《脉诀》对此均未加更改。

后世的修改意见，主要是对肾、心包、三焦、大肠、小肠的位置，抱有各不相同的看法，因而这几个脏腑就被搬上搬下，搬左搬右，或多或少，任意安排。在第十八难中，明明早已指出大小肠是分候于两寸，但后世诸家不敢对《难经》及其他诸名家提出反对意见，却对《脉诀》以大小肠分应于两寸痛加诋毁。群起而攻之，几欲置之鼎镬而后快，这既是中医学说史上的冤案，也是崇拜偶像的典型。有人（如张景岳等）则以膀胱、大肠应左尺，以小肠、命门、三焦应右尺，又以两尺应两肾。又有人（如吴谦等）则以左尺应肾、小肠、膀胱，右尺应肾、大肠，又以三部应三焦。诸李（时珍父子、中梓叔侄）以左寸应心与心包，左尺应膀胱及肾，右寸应胸中及肺，右尺应大肠及肾。近代以左寸浮候包络，沉候心；左关浮候胆，沉候肝；左尺浮候膀胱，沉候肾；右寸浮候胸中，沉候肺；右关浮候胃，沉候脾；右尺浮候大肠，沉候肾。这是比较通行的诊法，但又缺少了三焦与小肠的定位。因此寸口六部与脏腑相应的位置，仍应以《难经》所指出的关系作为依据，这才能符合经络与机体的完整关系。列表于下，以便检阅。

寸口六部	与脏腑经络的特殊关系		与人身上中下的一般关系
	左 手	右 手	
寸	心 小肠	肺 大肠	胸以上至头之有疾
关	肝 胆	脾 胃	膈以下至脐之有疾
尺	肾 膀胱	心包 三焦	脐以下至足之有疾

右寸大肺，左寸小心，左关肝胆，右脾胃寻。
肾胱左尺，包焦右凭，越人之法，可以遵循。

三、六部脉象的不同变化确是临床上常见的事实

任何一方科学学说，由萌芽到成熟，由成熟到推广，既取决于它本身的理论体系的周密和完整，更取决于它客观存在的佐证和凭据。寸口六部分候脏腑的学说，看来似乎是带有一定程度的揣测性和唯心主义的色彩，好像是出自杜撰和臆测，而至今尚能沿用不衰，这绝不是什么偶然的幸运，必然有它能够存在的理由和根据。虽然近人大多认为"寸口较之人迎与趺阳更为合用而已，并无其他深奥的理由"，这一见解似较简单明了，但并未能道出其真实的意义。同时把寸口六部与脏腑相应的关系用一句话轻描淡写地一脚踢开，也未免过于轻率。换句话说就是，中医脉学的精奥所在，几乎被这一句话所断送。如果说独取寸口没有深奥的理由，那就是在抹煞六部脉象的不同变化确是临床上常见的事实这一客观存在。

寸口六部与脏腑相应的病理联系，绝不是无凭的偶合和凭空的附会而由人们随意捏造出来的，乃是完整的生活有机体各部之间因果关系的改变或破坏在寸口特定区域内的特定反映和特定表现，是临床上的一种常见现象。中医以这种理论体系作为辨证施治的指导思想，已经有 2000 多年的历史，如果完全没有客观的真实凭据来作为这一学说的基础，早已没有它存在的余地。

不论是中医或西医所描述的脉象的诸种改变如果以单一的形态出现，是可以单从血液循环动力关系的某种改变来解释和推理其病理意义的。在脉象的变化上，西医也有迟、速、大、

小、虚、实、软、硬等诸种名称。以大脉来说，乃是心输出量增加，外周阻力减低，血管扩张所形成。小脉乃是输出量减少，或因外周阻力增加和血管收缩所形成。实脉提示血管充盈，虚脉提示血管空匮，硬脉提示血管硬化，软脉提示血管弛缓。凡此等等，都是单从心血管系统本身来作推理的。

但桡动脉虽只有左右两条，而寸关尺的六部变化却极不一致。在两手六部或一手三部之中，在同一时间和条件下，同时出现病理意义有矛盾的脉象，乃是临床上常见的事实。这主要表现在脉象形态变化这一方面，如大小可以同存、浮沉时常兼见、长短左右不同、虚实尺寸各异、关部独见弦劲、寸部独见浮洪。一手三部之中常有参差，两手六部之间常不一致。如果单纯地片面地机械地予以认识，则这两种截然相反或是相对特殊的矛盾情况，决不能在同一时间、同一条件、同一病人身上，在寸关尺这一短小的不同部位上同时出现。而临床事实的材料，却给我们否定的回答。如果在寸口六部之中，左右手的脉搏出现不等，这用西医的学说是可以解释的，而在一手三部之中出现这种矛盾情况就无法用西医的学说说明。比如寸脉本应稍大而稍浮，尺脉本应稍小而稍沉，这是因桡动脉的位置和解剖关系所决定的正常现象，而在这一正常现象之外，寸脉显见浮大、尺脉显见沉小时，就决不能认为寸浮而大是心输出量增加与外周阻力减低，而尺沉或小，是心输出量减少与外周阻力增加这两种矛盾特殊的病理作用同时出现的缘故。在一手三部或两手六部之中，能同时出现两种相对的矛盾悬殊的脉象，是中医脉诊的精奥所在，也是中西医在脉学见解上的最大区别。说中医独取寸口没有深奥理由的人，乃是在事实面前睁着眼睛说瞎话。

大小共存，浮沉并出，求之于西，无法解说。

六部分候，说有法则，客观存在，理论基石。

第四节

左右寸口分候脏腑的阐释途径

一、应从有确定内容的假设开始

左右寸口分候脏腑的学说见解，从现象的存在，到机理的阐述，是一件极为艰巨的事。在进行探索之前，不妨先行撇开古人在这方面的见解不谈，先从有确定内容的假设开始，再经过不断地验证和补充，逐步地使之成为科学的理论。任何假设都要经历它自己的发展过程，并以新的内容来补充，或者是被推翻，为新的假设所代替。即以综合现代科学成果的西医学说来说，有好多问题也是要用假设来解释的，因此对于某种机理尚未找到确定佐证之前，都是用"可能"来说明问题。什么是"可能"？就是假设。

所谓假设，乃是对某一事物的猜测，但决不等于虚构，必须有其客观的佐证和依据，是对客观事物真实内容所作出的推理，是在科学研究中所应用的一种特殊的假定。我们所采用的假设,必须能够比较满意地解释所要解释的那些现象或事实。虚妄的、杜撰的、任意和无凭的假设,是要坚决反对的。

　　剖析真理,首重估计,估计为何?假设类比。
　　无凭假设,生硬联系,治学之道,必须摒弃。

二、应从人身上下左右的一般关系与左右寸口的特殊关系互相推理

　　寸口桡动脉的搏动表现,和全身状况之间所发生的联系,乃是整体和局部一般关系当中的特殊关系。没有整体就没有局部,没有局部也构不成整体,通过整体可以找出局部,从局部也可窥测到整体。如此从寸口桡动脉的搏动状况来推测全身的机能,也就有了唯物的依据。

　　宇宙间任何事物,既有特殊的内在因果,也有其非特殊的外在联系,而特殊的内在因果,又必须服从于非特殊的外在联系。左右寸口分候脏腑的特殊关系,也应当先从生活有机体一般的外在联系的非特殊的规律中推理寻求。

　　人身上中下三部这种横的关系,也就是两手寸口寸关尺的一般关系。寸是桡动脉的远心端,以应身之上,尺是桡动脉的近心端,以应身之下。在两者之间又增添了关的界限,不但使尺寸有了界阈,而且也可和人身的中部情况相当。这是《难经》的功绩。

　　上下的关系也包含着内外、深浅和表里的关系在内。它们之间都是相互影响的。在外和外在因素,可以影响到内部的

第二章｜左右寸口分候脏腑机理阐探

机能；在内和内在因素，更可决定着外部的变化。从外可以入内，从内也可以走外。上古三部九候的诊法，正是以三部之中的内外、表里和深浅为出发点。例如上部之天候头面之气，人候耳目之气，地候口齿之气，这就包含有深浅和表里的层次关系在内。中部之天以候肺，人以候心，地以候胸中之气。肺覆于心之上，胸中和膻中当指纵膈的深部而言，也具有内外、表里和深浅的意义。下部之天以候肝，人以候脾胃，地以候肾，也具有上下、内外的层次作用。独取寸口的浮取法天、中取法人、沉取法地，既和上古三部九候的内外表里的情况相吻合，也和人身上中下的一般关系相联系。

人身左右两半侧这种纵的关系，也就是左右寸口分候脏腑的特殊关系。血液循环的动态表现和寸口桡动脉的搏动状况，虽是整体作用和综合反应当中的一个成分，但是完整的机体是由个别的系统和器官组成的。某一系统或某一器官的病理变化与整体作用之间，必然存在着彼此之间的不协调与相互关系上的各种改变。所以在各种综合反应之中，在不同的位置和特定范围内，就会有细微的或者是明确的不相称的各种变化同时存在与掺杂出现，这就是说在寸口的不同部位，它们的变化并不完全是六部一致的。由于它们特定的内在联系与关系的不同，所以在寸口的不同位置上，出现大小、浮沉、虚实、滑涩等强弱不等不相称的脉象，而且能与某一脏腑的病理情况大体相符。

正确地理解一般和特殊之间的关系，乃是认识寸口六部与脏腑相应的必要条件，这就是特殊的关系必须服从于一般的关系，而一般的关系又寓存着特殊的关系，寸口六部之中大小、浮沉、强弱相等，乃是生活有机体一般关系的完整体现，大小、浮沉、强弱不等，乃是特殊关系的个别反映。寸口六部分候脏腑的诊法，就是要认识在病理作用下一般关系中的特殊关系，所以寸口六部之中的不同变化，是存在于一种微细的、相对的、时隐时现、可凭与不可凭的现象之间，而不是一种孤立的、突出的、固定和分别的不同改变。至于为什么在血液循环动力学的一般关系当中存在着特殊关系，这就要先从传统的中医脉学的根源中进行发掘了。

　　内在因果，外在联系，一般特殊，对照推理。
　　局部机能，寓于整体，六部细参，乃存差异。

三、应从整个中医理论体系和脉学根源中发掘

　　中医脉学的演进过程，既然是从上古的三部九候的诊法，简化为上中下诊法，再进一步简化为独取寸口的诊法，那么，在独取寸口的基础上，则可发展和发现寸口六部与脏腑之间相应的关系。如果承认这一进化和演变过程是正确的话，则寸口六部与脏腑相应的机制和理论，乃是从整个中医理论体系中孕育而来，决不能超出整个中医理论体系之外。因此从中医脉学的源流和整个中医理论体系中来发掘，乃是阐明这一学说的主要途径。

　　采用西医的理论和观点，不可能阐释这一学说的理论系统。不是说中西医对于人体的生理和病理，在认识方法上有着不可调和的矛盾，而是说中西医的认识论在角度和出发点上有着极大的差异。虽然人体的生理机能是一样的，在同一时间和

条件下，病理的变化也是一样的，但是由于认识的角度不同和出发点不同，因而两者的思想体系和理论体系也就截然不同。正因为中医理论的实际意义尚不能完全为现代医学所理解，所以也就不能完全用现代医学观点来论证和阐释。

用以解释脉学的中医理论体系，应该有确定的内容，有其客观存在的依据和独立完整体系，而不是支离破碎和牵强附会的东西。同时在相关和相应的地方，对于西医的理论也应力求结合，互相印证和发明。

脉学演进，不离其宗，寻源溯本，秘奥自通。

辅以西说，主宰由中，力求翔实，忌在虚空。

第五节

经络学说是阐释左右寸口分候脏腑的唯物基础

一、经络学说是中医脉学的根源和中医理论体系的组成部分

中医的经络学说，不但是针灸的理论基础，而且在中医的各科临床上都有其明确的地位。如前述，一部《灵枢》几乎都是由经络学说所组成的。由于经络本身在人体内外都有一定的起止部位和行走方向，既有上下内外的层次关系，也有远近

强弱的传递作用，因此能起着内连脏腑、外通肢节的联系作用。经络不但可以根据病变存在的部位和出现反应的路径，作为循经求治的依据，而且它和近代阐明的全身的血管、神经、内分泌腺和淋巴等系统，形成息息相关的互为依附的统一整体。虽然经络路径不同、方向各异，但总是在统一协调和彼此依维的原则下进行生理活动和出现病理反应。左右寸口分候脏腑的机理，既然是上古血管与经络相结合的脉诊的演进和发展，就更不能和经络学说相割裂而从经络学说以外寻求对它的解释。而且越人在《难经》第十八难上就是首先援引《素问·血气形志》所指出的经络的表里关系来对这一诊法奠定基石。可见中医的经络学说和上古的三部九候诊法、左右寸口分候脏腑的诊法，是有着不可分割的内在联系的。

经络系统在人体内外贯通交织，而经络学说又和整个中医理论体系贯通交织。与其说用经络学说对左右寸口分候脏腑的机理作出阐释，倒不如说这种阐释是对传统的中医理论的发掘和发扬更为恰当。因为用经络学说指明左右寸口与相应脏腑的关系，古人早已有过这种见解，不过是过于简略，并没有充足的理由作为依据，因而未能引起后人的重视，以致沉没无闻。后文再作评述。

经络系统，内外交织，经络学说，中医基石。
脉学根源，阐释准则，识其阶梯，自升堂室。

二、经络系统的存在形式

人身的经络系统对古人来说非常重要，在今天仍然是专门研究的课题之一。它在人体内部究竟以何种形式存在，目前的认识还不一致，但是已越来越接近一致。

人身的机能联系有形可见、有质可稽者固多，如心血管、神经及淋巴等系统显而易见，而无形可见、有质难稽者更多。在机能已完全停止作用的死人的尸体上，从僵化和凝固的认识方法和解剖关系中，去寻找经络系统的存在，这能有什么收获呢？古人对于经络系统的认识，是在人身各种经脉系统之内含糊论述的，因在人体内部找不到经络系统的形态结构等方面的依据时，就有人把神经及血管系统与经络系统加以等同认识了。

经络系统在人体内部究竟是有还是无？如果有的话，则以何种形式存在？近时的认识趋向和我个人在针灸尤其是在筒灸、吹灸、电灸等方面所获得的大量材料表明：经络系统乃是生命有机体在其生存和活动过程中各个脏器与组织机能联系的通路，是各个脏器与组织在其活动过程中所产生的生物电的低电阻的传导路径，是属于各个脏器与组织之间的无形联系的机制之一，是不能从解剖关系中找出证明的。

人身的生物电是生命有机体的必然产物，是各种组织与脏器互相协调与拮抗的主要条件，是中枢与外围之间出入传递的中介，是各种反射作用的决定因素。不仅神经系统具有这种作用，其他各种脏器与组织莫不具有这种作用，只不过是程度与性质上有差异而已。人身生理机能的发挥，与病理过程的演变，莫不与之息息相关。心电波、脑电波以及肌电波等，早已应用于临床及实验研究。当机体内部出现病理变化时，这种生物电的低电阻传导路径就更容易被测出。各种脏器与组织所产生的生物电，既有其正常的生理的常道，也有异常的病理的歧途。常道是维持平衡与相互协调的保证，歧途则是破坏平衡与互相干扰的根源。有关这些材料，在另一拙著《灸绳》中有着详细的记载和说明。

> 经络系统，有质难稽，生物电路，活力生机。
> 生理常道，平衡调协，病理歧途，扰乱干涉。

三、寸口为脉之大会，是经络作用的集中体现

（一）寸口为脉之大会，以"肺朝百脉"为其根源

要用经络学说来阐明寸口六部与脏腑相应的机理，就必须首先对《素问·经脉别论》所指出的"肺朝百脉"的含义作出阐明。由"肺朝百脉"的道理，再行对《难经》所说的"寸口为脉之大会"和"脉会太渊"作出理解，方能由此逐步深入，探索寸口六部分别与脏腑相应的关系。"肺朝百脉"和"寸口为脉之大会"以及"脉会太渊"，都是针对经络系统之脉而说的，这在《内经》及《难经》中均有充分的说明。肺为什么能朝百脉？根据古人引而未发的奥秘，为之解说如下：

1.肺脏是经气流动的始动机制和经络系统贯通交会的场所

经气的流行不止、环周不休，虽是如环无端，但它和任何运动领域内的情形一样，必须有其始动机制存在。血液流行的前进力量，是取决于心脏的舒缩作用，以心脏为中枢。经气

流注的始动机制，《内经》和《难经》均指明是以手太阴肺经为始终，这无疑取决于肺脏的呼吸机能。人身主要的经络，均自胸腔出入，胸腔是经络循行与交叉的冲要。呼吸时肺脏盈亏所引起的胸腔内压的周期性变化，既对血液循环具有推动作用，更是经气流注的推动力量。在针灸文献中，特别注意运用呼吸来进行补泻与催气行针，更可证明经气流行是和呼吸作用分不开的。

2. 水谷的精微必须通过肺脏的呼吸作用方能灌溉于身

《素问·玉机真脏论》曰："五脏者皆禀气于胃，胃者五脏之本也，脏气者不能自至于手太阴，必因于胃气乃能至于手太阴也。"《素问·五脏别论》曰："气口何以独为五脏主？岐伯曰：胃者水谷之海，六腑之大源也。五味入口藏于胃，以养五脏气，气口亦太阴也，是以五脏六腑之气味皆出于胃，变见于气口。"《素问·经脉别论》曰："食气入胃，浊气归心，淫精于脉，脉气流经，经气归于肺，肺朝百脉，输精于皮毛，毛脉合精，行气于府，府精神明，留于四脏，气归于权衡，权衡以平，气口成寸，以决死生。"根据这几段经文，对于"肺朝百脉"的机理，可以作出如下的理解：

水谷之气入于胃，其浊者（各种初级营养物质）入于血脉，归于心脏的运输。其精者（各种高级营养物质）乃淫精和流行于经络之内。经络系统内的经气流行，必须归功于肺脏的呼吸机能，这是因为肺朝百脉，所以才能通过肺脏的呼吸作用带来的胸腔内压的变化以推动经气流行。属于经络系统微小分支的毛脉，得到精气的灌注而行气于府，此处之府，不能单纯理解为脏腑之府，也可以认为是经络之气聚居之处，包括孔穴的部分，而能发挥神明变化的功能，使肺脏以外的心肝脾肾四脏，皆能得到经气的充实。权是秤锤，衡是秤杆，平即平衡之意。"气归于权衡"，即经气不能有所偏胜，必须阴平阳秘，方能使心血管和经络系统的彼此关系保持相对的稳定。而后方可根据寸口动脉有余和不足的各种表现，以决定其生死吉凶。宋代虞庶说："五味入胃，化生五气……其味化气，上传手太阴，太阴主气，得五气以灌溉五脏。若胃失中和，则不化气，手太阴无所受，故寸口以浮沉长短滑涩，乃知病发于何脏。故经云，寸口者脉之大要会也。"也是从肺胃的关系上来说明问题的。

3.肺主皮毛，是由经络联系发生作用的

《素问·阴阳应象大论》曰："肺主皮毛……在体为皮毛，在脏为肺。"《素问·六节藏象论》曰："肺者……其华在毛，其充在皮。"《灵枢·经脉》曰："手太阴气绝则皮毛焦，太阴行气温于皮毛者也。"皮毛囊括一身，人身的各种经脉，均经历于皮肤之下，故《素问·皮部论》曰："皮者脉之部也。"肺朝百脉，也包括皮肤的统摄作用在内。

4.肺为华盖，居于至高，全身经脏皆在其下

早在三国时期吕广注释《难经》时就指出："肺为诸脏上盖，主通阴阳，故十二经皆会手太阴寸口……十二经有病，皆见寸口，知其何经之动，浮沉滑涩，春秋逆顺，知其生死也。"宋代丁德用曰："肺主气，为五脏六腑之华盖，凡五脏六腑有病，皆见于气口，故曰大会也。"肺脏能接受来自各个脏器的向上熏蒸之气，是肺朝百脉功能的一个重要基础。

（二）由肺朝百脉引证出寸口为脉之大会的机理

由上所述，仅能说明肺朝百脉的理由，必须在此基础上，再进一步阐明寸口为脉之大会的机理。寸口桡动脉的搏动，如果按照西医解剖学的观点来看，则明明是来自由主动脉所分出的锁骨下动脉的伸展延长部分，也就是仅能认为与心脏有直接的联系。中医认为寸口为脉之大会，乃是从经络学说的观点上，由肺朝百脉所引证出来的。这是越人对《内经》肺朝百脉学说的发展和发扬。《难经》的第一难说："十二经中皆有动脉，独取寸口以决五脏六腑死生吉凶之法，何谓也？然：寸口者，脉之大会，手太阴之脉动也。"切记的是"十二经中皆有动脉"和"手太阴之脉动也"这种"动脉"与"脉动"。十二经中皆有动脉，是泛指在十二经络循行与所过之处，皆能找出有脉搏跳动的地方，也暗含上古三部九候诊法的作用在内，手太阴之脉动专指寸口为全身经络之大会。故手太阴之脉乃能被感应而有诸种变动，也就是寸口为脉之大会的理由。第十八难便把全身的十二经络列入寸口三部之中。第二十三难说明经脉是如环无端，转相灌溉，朝于寸口人迎，因寸口人迎的阴阳之气能通于朝使，故能处百病而决死生（徐灵胎注曰："人迎，即左手之寸口脉。"说明人迎并非喉结旁之人迎，乃左手之寸口。第一难单举寸口则两手脉俱在其中，此节兼举人迎，则右为寸口为阴，左为人迎为阳，乃《脉经》与《脉诀》之所本。朝乃朝觐之意，谓聚会于此，复禀气以出，禀是承受，使是可以为用）。第四十五难说是脉会太渊。但手太阴肺经起自中焦，络肠循胃，出腋下入寸口，过经渠而终于大指之端。为何在这一经脉的全长中，独取寸口一段，认为是脉之大会，来测候不同的脏腑生理与病理的各种变化呢？这在第三十二难中有着相应的说明。在难中发问的意思是说，五脏在人身均同等重要，为何心肺二脏独居于膈上，而其余肝脾肾三脏则居于膈之下，上下的地位何以不等？答复是："心者血，肺者气，血为营，气为卫，相随上下，谓之营卫，通行经络，营周于外，故令心肺独在膈上也。"（徐灵胎氏注释说，营卫为一身之统摄，而心肺主之，故居膈上为之主宰，使十二经无所不通而周行于脏腑之外也。）因为寸口的经渠穴，乃是经脉渠道之意，不但是肺之经气由此流行，而心之血管亦由此通过。肺之经脏受百脉之朝会，心之血管主一身之灌溉，而在这一盈寸之地互相纠结，彼此环抱，便成为经络与血管互相交会的枢纽。因之寸口处的手太阴的经脏之气，不但是桡动脉的伴侣，更是桡动脉的周围环境。经由桡动脉运行着的血液，虽是取决于心脏的收缩力量，而寸口处这部分，就不能不受到它周围环境的影响，随同经络系统所产生的各种变化而有着程度不同的相应的变化（全身其他各处经络与血管的关系当然也有此作用，但不是我们讨论的重点）。正因为如此，寸口才能成为经络与血管互相感应的特定中心，且浮露最为明显，便利合用，因而能由约知博，取上古三部九候的诊法而代之，成为中医四诊的一个重要组成部分。用"以寸口为特定中心的经络——血管互相感应"的见解作为左右寸口分候脏腑这一诊法的阐释，是从传统的中医脉学根源中发掘和演绎而来的。宋代虞庶早就说过："脉会太渊……乃手太阴脉之动也，太阴主气，是知十二经脉会于太渊。故圣人准此脉要会之所，于人两手掌后鱼际间分别三部，名寸关尺，于三部中诊其动脉，乃知人五脏六腑虚实冷热之证，谓一经之中有一表一里，来者为阳，去者为阴，两手合六部，六部合之为十二经，其理明矣。"其后吴草庐、李濒湖均认为两手六部肺之经脉也，特取此以候五脏六腑之气耳，非五脏六腑所居之处也。李氏又说："且脉之应于指下者，为有经络，循经朝于寸口也。"可见左右寸口分候脏腑这一学说的基本观点，早已被确定是和经络学说分不开的。

> 肺朝百脉，脉会寸口，经络机能，实居要首。
> 肺脏盈亏，经气流注，肺胃相连，灌溉敷布。
> 华盖包罗，皮毛囊停，大会之地，说有依据。
> 心之血管，肺之经络，特定中心，寸口从出。

四、经气和血流有如风和水的关系

经络和血管的互相感应作用，在经典著作中也能找出其依据，并不是凭空杜撰与自出心裁，这在《素问·离合真邪论》中早有比譬和说明。论中指出人身的生理和病理，是可以同自然界的变化相比拟的。地有经水，人也有经脉，在天地温和时则经水安静，在天地寒冷时则经水凝涩，在天地暑热时则经水沸溢，在风暴卒起时则经水波涛汹涌。接着又详细指出："夫邪之入于脉也，寒则血凝泣，暑则气淖泽，虚，邪因而入客，亦如经水之得风也。经之动脉其至也亦时陇起，其行于脉中循循然，其至寸口中手也，时大时小，大则邪至小则平，其行无常处，在阴与阳不可为度。从而察之，三部九候，卒然逢之，早遇其路。"意思是说如果寒邪客于脉中则血气便会迟缓艰涩，暑邪则宣泄外溢，这是因为抵抗力已降低，故外邪乃能乘虚而入，即"无虚，邪不能独伤人"之意。邪入于脉，犹如水之遇风，诸经所属之动脉，因遭遇邪气之干扰而隆起（隆起即鼓起之意）。当邪气随着经气流行到脉诊的部位时，指下就能感到时大时小。脉大是邪气正随经气而流行，即邪方盛之意；由大而小，是邪气平息的证明。邪入于经并无常处，有时是在阴经，有时可在阳经，很难测度。怎样才能知道呢？这就要在三部九候的诊法上来探测。假如发现到了，应该及时遏止它的传布道路。宋代杨士瀛对此也有一个比譬：血犹水也，气犹风也，风行水上，有气血之象焉。也是这种说明。

循环着的血液犹如地之水，流行着的经气犹如天之风，水的源流虽不因风力的大小和方向的不同而有所改变，但是它的表面张力却无时不在受着风力的干扰而出现的高低起伏的改变。这种经气和血流的风水关系，既是寸口为脉之大会的证明，也是经络与血管互相感应的形式。

　　血流犹水，经气犹风，风行水上，起伏不同。
　　风水相应，气血相通，证之寸口，理在其中。

第六节

左右寸口与相应脏腑之间的定位机制

一、寸口与相应脏腑的一般关系

寸口六部与相应脏腑之间，无疑是通过定位机制而发生着联系，因此这种定位联系的学说和见解，也就是这一诊法的中心环节。历代以来，各家的不同意见与相互的争执，主要也是表现在这一方面。如果对这一中心环节能作出解释，则其他方面的枝节问题，自可迎刃而解。

首先必须认清这种内外相应的定位联系，乃是全身综合反应的特定表现。而这种定位联系的特定表现，决不单纯是长仅盈寸的桡动脉所具有的特有机能，而是由人身各种有形的经脉系统与无形的沟通与传导组织所产生的综合反应，通过搏动着的桡动脉而显示出来的。

当然，心血管机能的恒定关系是由各种内脏的恒定关系所决定的。许多脏器的机能失常，均将导致心血管机能发生相应的改变，从而影响着寸口处桡动脉的搏动状况。但这乃是一种整体的相应机制，而不是局部的定位联系。因为寸口六部之间相同的单纯关系，比如六部大小浮沉虚实相等，是由整体的相应机制通过心血管系统而显示的。而六部之间不同的复杂关系，比如大小浮沉虚实不等，则是由特有的各种影响和作用，通过心血管系统的特定区域而显示的。经络系统的各个腧穴与脏腑之间的关系，乃是一种分散的定位联系；寸口区域寸关尺不同的位置和相应脏腑之间的关系，乃是一种集中的内外相应的定位联系。而这种集中的定位联系，又是和这一区域内的属于人身有形的各种经脉系统如血管、神经及淋巴管等，和无形的各种沟通与传导组织如属于经络系统的生物电及体液的各种液递性联系分不开的。它们互为条件，互相影响，使血管本身及其周围环境的理化性状发生改变，因而使寸口桡动脉的两手六部或一手三部之间，能随同与之相应的脏腑发生定位联系的各种变化。

人体内外相应的定位联系，不仅表现在寸口六部的位置上，而且也表现在身体的其他部位上。耳针的发现和推广，为寸口六部与脏腑相应的关系提供了有力的旁证。对于耳针机理的理解，就是用定位联系来作为解释的。可见这种内外相应的定位联系，在身体的许多部位均有存在。中医对面部的色诊、口腔的舌诊，以及眼科的五轮八廓诊断等学说，都是包含着定位联系的关系在内的，只是在诊断方面的意义，不能与寸口相比而已。

内外相应，定位联系，区域不同，表现自异。
在手在面，在舌在目，综合反应，各有从属。

二、寸口与相应脏腑的特殊关系

（一）传统的观念

对于寸口六部与相应脏腑之间的关系，决不能简单地满足于定位联系这一句话，而不再作追究，必须把这种定位联系的机制和途径，从学说观点上肯定下来，方能免于支离破碎地任意安排。也就是必须要有一定的理由，来论证和支持这种定位的关系。

左右寸口分候脏腑的诊法与这种定位联系的机理，在《难经》第十八难中根据五行的属性早有规定和说明，即右寸手太阴阳明金，生左尺足少阴太阳水，水生左关足厥阴少阳木，木生左寸手少阴太阳火，又别生右尺手厥阴少阳火，火生右关足太阴阳明土，土再生右寸手太阴阳明金。后人对这种关系也颇为信奉，例如宋代虞庶在第十八难注中说："右手尺中少阳火，生关上阳明土；关上阳明土，却生寸口太阴金；寸口太阴金，却生左手尺中少阴水；左手尺中手少阴水，却生左手关上厥阴木；关上厥阴木，却生左手寸口少阴火，却又别心主火。故心主生足太阴阳明土也。此乃五行相生之意耳。"宋代丁德用也说："右寸金生左尺水，水生左关木，木生左寸君火，君火生右尺相火，相火生右关土，而后生右寸金，故言子母更相生养者也。"清代李延昰对之更有所补充，他在《脉位法天地五行论》中说："……以五行相生之理言之，天一生水，故先从左尺肾水，生左关肝木，肝木生左寸心火，心火为君主，其位至高不可下，乃分权于相火，相火寓于右肾，肾本水也，而火寓焉，如龙伏海底，有火相随。右尺相火生右关脾土，脾土生右寸肺金，金复生水，循环无端，此相生之理也。更以五行相克之理言之，相火在右尺，将来克金，赖对待之左尺，实肾水也，火得水制则不乘金矣。脾土在右关将来克水，赖对待之左关，实肝木也，土得木制则不侮水矣。肺金在右寸，将来克木，赖对待之左寸，实心火也，金得火制则不贼木矣。右手三部皆得左手三部制矣。而左手三部竟无制者独何欤？右寸之肺金有子肾水可复母仇，右关之脾土有子肺金可复母仇，右尺之相火有子脾土可复母仇。是制于人者仍可制人，相制而适以相成也。此相克之理也。"根据这种五行制约的定位学说，如以两手置于胸前，掌心向上，就可以构成一种圆圈。

但是这种定位的见解，并未能完全被后人赞同。主要是心包本在膈上，为何却候于尺？大小肠本在膈下，为何却候于寸？肾既有左右两枚，三焦是包括着人身的上中下三部，为何一在左尺一在右尺？而且命门之说也不见于《内经》。因此就各是其是，各非其非，众说纷纭，莫衷一是。对此，清代钱锡之为《难经集注》作跋时，却有很好的说明，录以供参："……杨玄操序称《难经》为秦越人作，盖唐以前已有此说，故医家重之。惟其以右肾为命门，以两寸候大小肠与《内经》不合，遂起后人难端。今按《素问·三部九候论》以头面诸动脉为上三部，两手动脉为中三部，两足动脉为下三部，而难经以寸关尺为三部，浮中沉为九候，则二书诊法本自不同，不得以彼难此，诸家疑大小肠在下焦，不当候之两寸，不知两手六部皆非脏腑定位（即所居之处之意，与定位联系之定位其义有别），不过借手太阴一经动脉以候五脏六腑之有余不足，吴草

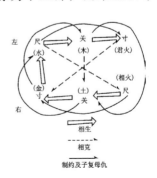

相生

相克

制约及子复母仇

庐、李濒湖已有定论，即《难经》所言脉位，乃是因五行之气而推……观《灵枢》十二经脉虽各有起止，各有支别，而实一气贯注，如环无端。故两手六部亦展转相生，今谓二肠之气不得随经而至于两寸，岂其然乎！命门二字并不见于《内经》……《难经》之意不过以肾为一身之根本，人身左血右气，血为阴、气为阳，两肾之中以右肾为尤重，原名之曰命门，自古命门治法亦唯温补肾阳。而谓两肾之外别有命门，岂非欲求胜于古人，而不顾其心之所安者乎！近世周省吾谓不有越人，何从有命门之说！旨哉斯言，如呼寐者而使之觉矣。"这对左右寸口分候脏腑传统的定位见解，确是一种不可多得的参考意见。

（二）折中的推理与各部定位的设想

既然认为寸口六部与脏腑的相应位置，仍应以《难经》所指出的关系作为依据，以符合于经络与机体的完整关系，自应仍以这种观点来推理和说明。除应撇开五行的公式外，力求既不脱离传统的学说见解，也不为传统的学说见解所拘囿，并在不牵强附会的情况下，与西医学说互相结合，以作参证。特分述如下：

1.右寸与肺大肠、左寸与心小肠的定位设想

脏腑位置的高下远近，与身体表面某一特定区域之间，必然存在着强弱不等的相对差异。对右寸应肺、左寸应心这一机理，是易于从一般关系中理解的。肺脏虽充满整个胸腔，但因左侧为心脏所占据，故右广而左狭，从其机能上来说也应右强于左。其经络之气也应较左侧为旺。位居上焦，其应在上，故右寸处经络与血管的互相感应关系，就可能与之相应。心脏

居于胸腔之左，其主动脉又由右向左构成弓形下行，而在左侧的桡动脉乃是来自左锁骨下动脉之延伸，从承受心脏的压强及血液流行的动力关系上来讲，亦略较右侧为直接。与左寸的道路近，道近则气盛，故左寸处的经络与血管的互相感应关系，乃能与之相应。这是从上下、远近和强弱的关系上所作的推理与假设。

心脏本身及其所属的手少阴的经络，与左上肢内侧的关系，也可从近代医学中找到证明。例如心绞痛是由暂时性心肌缺氧所产生的症候群。疼痛的特殊位置常在胸骨下或在心尖附近的左胸肌部，从胸骨下与左胸出发，向左肩放射，并沿左上臂内侧而达左肘及左腕，甚至达到环指及小指，而放射至拇指侧者则甚少。虽然疼痛有时也可向右肩放射，但单独放射至右臂而不向左臂放射者则绝无。心绞痛发作后，疼痛亦可首先出现在左臂部，而后再扩展至胸部，臂部皮肤可能发生感觉过敏、麻木，或者感到手臂皮肤已经死去。这些感觉可能在心绞痛已经消失后仍继续存在。可见心脏与左臂内侧的关系是十分密切的，而右臂内侧与肺脏的关系，在现代医学上还未找出证明。

相关的脏和腑，在体内的位置均是相距不远、紧密相连，因而在寸口处才能两位一体，同占着一个部位，如肝与胆、脾与胃、肾与膀胱等皆是。大肠为肺之府，小肠为心之府，这就相距太远而与其余脏腑不符。关于这一点，在《难经》第三十五难中已早有注意和作出朴素的说明，即"五脏各有所腑，皆相近，而心肺独去大肠小肠远者何谓也？然：经言心营肺卫，通行阳气故居在上，大肠小肠传阴气而下故居在下，所以相去而远也。"这种解释的真正含义还难弄清，也只有先以经络学说来初步和部分说明。心肺的经络是从内走外，经过上肢的内侧，到达拇指、次指及小指。大小肠的经络是起自次指及小指，从外走内，经过上肢的外侧入于胸腹腔。因而如徐灵胎氏所说的位虽相远而经实相合，腑经随脏，阴阳相对，故能应在两寸，这也有着一定的因素与联系。

2.左关与肝胆、右关与脾胃的定位设想

左关候肝胆、右关候脾胃，这种说法一直是被中医临床所采用。但肝胆明明是居于右季肋，脾胃明明是偏于左季肋。在《内经》上除《素问·脉要精微论》里有"左外以候肝，内以候膈，右外以候胃，内以候脾"之说，应从人体的表面解剖关系即右肝左脾作理解外，在其他篇章中，也有肝左脾右的记载。如《素问·刺禁论》说"肝生于左"，《素问·咳论》说"脾咳之状，咳则右胁下痛"，《难经》第五十六难也说"肝之积名曰肥气，在左胁下"等皆是。但有时也含糊其词，如《素问·脏气法时论》说"肝病者两胁下痛"，《素问·大奇论》说"肝壅，两胁满"，《灵枢·五邪》说"邪在肝则两胁中痛"。后世医家对于肝脾的左右关系，有的则直指古人为误，这以《医林改错》为其代表。在《医学入门》中也说，"肝之系者，自膈下着右胁肋，上贯膈，入肺中"。有的则是模棱两可，作了双重论证。如《十四经发挥》说："肝之为脏，左三叶，右四叶，凡七叶，其治在左，其脏在右胁。"这种调和之论被誉为"千古只眼"，因此多数人均认为如以肝脾之机能言，则是肝左脾右，如以其位置言，则是脾左肝右。在左右寸口分候脏腑的关系上，则不妨按照这种传统的观点，试以推理如下：

（1）虚实倾移，左右交叉

中医的脉诊既是血脉之脉与经络之脉的合金，而寸口为脉之大会的机理也是用经络的关系来说明问题的，当然仍要用经络的学说来探讨肝脾左右异位的机制。经络的病理作用，其本身就是一种虚实倾移和左右交叉的关系。《素问·离合真邪论》说："气之盛衰，左右倾移，以上调下，以左调右，有余不足，补泻于荥输……此皆营卫倾移，虚实之所生，非邪气从外入于经也。"《素问·缪刺论》在论巨刺与缪刺的区别时说："夫邪客大络者，左注右，右注左，上下左右与经相干，而布于四末，其气无常处，不入于经俞，命曰缪刺……邪客于经，左盛则右病，右盛则左病，亦有移易者，左痛未已而右脉先病，如此者必巨刺之。"这两段文字的精义所在，是人身的气血盛衰，表现在经络系统的病理变化上常是左右不相称，一侧的经络之气如果出现有余和不足的病理变化时，则对侧的经络之气便会显示其相对的有余和不足。因为每一经络都是左右相称、上下相通，属实的一面自然就会向属虚的一面倾移过去，这好像水在流行一样，可用"满则溢、虚乃受"的关系作比喻。尤其是指明邪在络脉时能与经脉相干而布于四末，更是说左右相称变为左右倾移和交叉的经络的病理变化，在四肢将更为显著。在这一理论的指导下，与之相应的就有左右互反的巨刺与缪刺的应用。《素问·调经论》说："痛在于左，而右脉病者，巨刺之。"这就是泻有余补不足，使左右平衡的治疗方法。因为经络之气可以虚实倾移与左右交叉，因而肝脾的经络在关部的病理表现上也就可以左右易位。

人身左右交叉的关系，不仅存在于经络系统，而且更存在于中枢神经系统。神经系统的交叉作用，既是经络系统这种同样作用的证明，更是肝脾左右易位的依据。但是这种作用仅能出现在关部的肝脾关系上，而对于寸部的心肺关系，又难于同样作出解说，这又要和下述的情况互参。

（2）纵横联系，左右一体

人身如纵行划分则以任督二脉为子午线而分为左右侧，如横行划分则以膈以上为上焦，脐以上为中焦，脐以下为下焦而分为上中下三焦。如以全身上中下三焦与两手寸关尺三部的一般关系作推理，则心肺同在上焦，可以同时反映在两寸，肝胆脾胃同在中焦，可以同时反映在左右关部。如以左右侧上中下之三焦，与同侧寸关尺三部作推理，则左为心肝，右为肺脾。因此全身上中下三焦与左右寸关尺三部之间的关系，是有一个相对稳定的体系，而左右寸关尺三部与左右侧三焦之间的关系，则是这种相对稳定体系中的一个相应部分。这就不能强行划分、固执不变。即以纵的关系来说，也可以认为当脾胃机能失常时所出现在右关的弦象，与其说是土被木乘，倒不如说是肝木的本身表现为有余，因而使脾胃机能蒙受影响。如果左关发现有弦脉而与脾胃机能障碍相应，也可用传统的观点反过来作解释，即土脏的部位发现有木脏的脉象，乃是土遭木克的缘故。这种解释与中医的理论和临床所见并无矛盾之处。再则病理的变化可以表现在有余的一面，也可表现在不足的一面。有余的表现可能隐而晦，而不足的表现却明而显。这就是"右盛则左病，左盛则右病"的道理，也可以用来作为左右一体与左右不称的解释。

（3）肝心肺脾，上下相承

肝脾易位的机理既须以其本身的经络关系作出估计，也应从其他相关的机制找出其联系。左寸应心，肝在其下，右寸应肺，脾在其下，此中也可能存在着一定的依维关系。肝脏与心脏的关系，从西医的观点来说，右心房与肝静脉系统有着密切的联系。因此肝脏有第二右心房之称。肺脏和脾脏的关系，在西医学说上尚不能找出佐证。在中医上则认为是脾气散精，上输于肺，即由脾胃所吸收的水谷精微，必须通过肺脏的呼吸作用方能灌溉周身。心与肝相连故左关应之，肺与脾相辅，故右关应之。这在木生火与土生金的五行抽象概念以外，也可言之成理。

对左肝右脾机理的这三种看法，既可连贯看，也可分别看，既不能完全是，也不能完全非，只是作为一得之愚，提供参考而已。

3.左尺与肾膀胱、右尺与包络三焦的定位设想

肾、膀胱与尺部的相应关系，既是脏腑的上下关系，也是经络系统远近起止和方向的关系。以脏腑的上下关系来说，肾与膀胱同属泌尿系统，其位最低，故其应在下。从经络的关系来说，因经络是以脏为主，虽然太阳膀胱经是从头走足，但是足少阴肾经乃是从足走腹，因此它乃是其起最下、其道最远。在以脏为主的作用下，当然就要其应在下。

再以经脏的关系讲，经络的作用固属重要，但更不能忽视脏腑本身。中医所谓之肾，不但是指有排尿作用的肾实质，

而且还包括肾上腺以及发育和生殖等机能。人身的血液循环和肾脏本身及肾上腺的髓质、皮质均有重大关系，它们直接影响着心脏的节律、频率和每搏输出量。肾上腺的机能不足，或全身的生理机能陷于衰惫时，不但桡动脉的远心端如寸关等部不能充分鼓起，就是近心端之尺部也难于按摸。古人以尺脉属肾，尺脉不绝为有根，隐伏为无根，也是可以理解的。

手少阳三焦经，既然是包括着人身上中下的三部，似应按照《医宗金鉴》的意见分候于寸关尺三部，而不能反映在尺部，更不能单独反映于右尺。三焦在人体内部究以何种形式存在，目前已有六七种推理学说，但还没有一种被公认有真实凭据。故仍以"上焦如雾、中焦如沤、下焦如渎"和"三焦为决渎之官，水道出焉"等古说作推理。雾是小的水粒，沤是水泡，渎是积水。这是说明人体水分的排泄，是自上而下、渐积渐多，至下焦成为水液也。"三焦者……出于委阳，并太阳之正；入络膀胱，约下焦。"可见三焦的作用是以下焦为主，且与膀胱的关系至为密切。

但肾有左右两枚，膀胱居中，为何单独反映在左尺？元气与相火为一身之主宰，为何单独反映在右尺？这又应该从"纵横联系，两位一体"这一观点来说明问题。如以横的关系作划分，则两肾与膀胱均可分应于两尺；如以纵的关系作划分，则是肾与膀胱的经气左旺于右，而包络与三焦的经气则是右旺于左。人身的左右两半侧，其结构完全对称，而其功能却左弱右强。这既是经脏之气左右不相应称的说明，也是人身的元气出自右肾的有力佐证。人类肢体的功能右强于左，在中医理论体系以外是难以作出解说的。不过这种解说，以往远未曾发掘出来。

心包是心脏的窟宅，是代心行事的臣使之官，却是远离心脏而下达尺部，这在传统的中医理论体系以外，很难找出其他的佐证。只有从经络方面来说，手厥阴经起于胸中，出属心包络，直行的经络是下膈历络三焦，其支者方由胸出腋下达中指之端。这就明白地说明心包的主要经络乃是自上而下贯通着整个三焦，古人认为包络是阴血之母，与右肾同司相火。因而在寸口处的反映，就是在尺而不在寸。

三焦之所以能反映在尺部，在《难经》第八难、第三十六难、第三十九难及第六十六难均有着重的说明。在第八难中指出肾间动气为人身生气之原，是五脏六腑之本，十二经脉之根，呼吸之门，三焦之原，一名守邪之神。第三十六难及第三十九难均谓左为肾，右为命门，命门为精神之所舍、元气之所系。第六十六难谓三焦为原气之别使，肾间动气为生命之原。唐代杨玄操曰："元气者，三焦之气也。"宋代丁德用曰："肾间动气者，谓左为肾，右为命门。命门者，精神之所舍，元气之所系也。一名守邪之神者，以命门之神固守，邪气不得妄入，入则死矣。"都是说三焦原气为一身之根本，元气充足，则邪不能伤。因此三焦才能有人身阳气之父的称号。从经络关系上说，手少阳三焦经的各个腧穴，虽是以上肢为主，但在下肢也有着相应的位置，如《灵枢·邪气脏腑病形》说："大肠合入于巨虚上廉，小肠合入于巨虚下廉，三焦合入于委阳。"《灵枢·本输》认为三焦下腧在足大趾之前，少阳之后，出于腘中外廉，名曰委阳，足太阳络与阳气之父的三焦紧密相随，因而能与三焦同时反映在尺。

再则，古人是把人身生理的热能分为君火与相火来论证的。君火属心，是说明人身热能源泉的各种营养要素是由心脏为之运输的，这就是火的本体。相火属肾，是说各种营养要素，其所以能分解代谢、氧化和燃烧，又必须有肾脏的各种天赋能力即先天元气的协助方能完成。因此认为肾为相火之所寄寓，是人身生命的门户。命门之说也与此有关。而相火的作用之所以能够发挥，又要通过三焦与包络才能显示。《难经》第六十六难说三焦为原气之别使，就是指此而言。心之君火，由包络的正经而下通于肾，肾之相火，由下焦而上达于全身，故包络与三焦皆应于右尺。

根据《难经》的原意和通过上述的探讨，仍应以十二经脏的阴阳表里经在寸口六部之间同占着一个部位这一见解较为适合。如肺与大肠为表里就同候于右寸，心与小肠为表里就同候于左寸。其余皆不例外。也就是说左右寸口分候脏腑的机理，本来就是和经络学说分不开的。

> 心居于左，肺旺于右，各有偏胜，应在两寸。
> 腑经随脏，目外走内，大肠小肠，肺心同位。
> 肝胆在右，脾胃在左，颠倒于失，义须推估。
> 虚实倾移，左右掊注，纵横联系，统归三部。
> 心肝肺脾，内因有序，肝脾易位，或可凭据。
> 经气盈虚，左右不一，肾与膀胱，左尺可悉。
> 包络三焦，应在右尺，左弱右强，原气所出。

第七节

左右寸口分候脏腑生理与病理的各种脉象

一、寸口六部的生理脉象

（一）寸口六部的生理脉象是权衡以平

血液循环的推动作用，决定于心脏的舒缩和经气流注的始动机制，来源于肺脏的呼吸。经气和血流在寸口处的正常关系，乃是整个有机体的统一协调、阴平阳秘、权衡以平的关系。《素问·经脉别论》上所指出的"权衡以平"是有其意义的，就是说人体的各种机能，必须和天平一样，保持着一定的平衡关系，局部的功能表现与整体作用的发挥，都是由权衡以平得来的。血液循环与经气流注均不例外。

经气与血流在寸口处权衡以平的关系，在桡动脉的形象表现上，以节律说是不疾不徐、井然有序；以位置说是既不偏浮，也不偏沉；以形态说是畅和条达，充实柔韧。起伏的间隔和升降的幅度，都保持着一定的规律。两手寸关尺六部亦无独大独小独浮独沉等种种变化，具有一定的姿态和神韵。中医称之为平脉，西医称之为均脉。平脉者平人之脉也。《灵枢·终始》说："所谓平人者不病，不病者，脉口人迎应四时也，上下相应而俱往来也，六经之脉不结动也，本末之寒温之相守司也，形肉血气必相称也，是谓平人。"在这种经气与血流权衡以平的情况下，并不是寸口六部与脏腑的关系不存在，而是这种存在因为没有病理作用参与其间，故而无从表现其变化的形象而已。

　　血流经气，归于权衡，阴阳平秘，是谓平人。

（二）寸口六部的生理脉象是以五脏为主

　　要想知道寸口六部与脏腑相应的正常情况，就必须知道它们的正常表现，异常的情况都是由正常表现发生改变而来的。中医历来都是重脏而轻腑，认为知脏即可通腑，故有关六腑的正常生理脉象，在中医文献上并无着重的说明。寸口六部五脏脉的正常表现，在《难经》第四难上是这样说的："……心肺俱浮……浮而大散者心也，浮而短涩者肺也。肾肝俱沉……牢而长者肝也，按之濡，举指来实者肾也。脾者中州，故其脉在中（中者浮沉之间也）。"这在辨别寸口六部的生理脉象时，用来作为参证在一定程度上有其符合之处。因为桡动脉在解剖关系上，于寸关部仅被皮下组织所掩蔽，故最为浮露，在尺部则尚未脱离肌肉之包裹，故较为沉伏。

　　这种六部不同的生理表现，与平脉或病脉的意义，是没有什么抵触的，平脉的性状是整体的关系，六部中的不同表现是个别的关系，整体的关系既然要统一协调，个别的关系也要各自存在，生活有机体就是按照这种原则组成的。寸口六部的生理脉象，宋代崔嘉彦氏根据《难经》的原意，在《四言举要》中说：

　　浮为心肺，沉为肾肝，脾胃中州，浮沉之间。

心脉之浮，浮大而散，肺脉之浮，浮涩而短。

肝脉之沉，沉而弦长，肾脉之沉，沉实而濡。

（三）判别寸口六部平脉与病脉必须内因与外因相结合

由于两手六部生理与病理的各种脉象，在其区别和变化上，都是以相对的改变占多数，因而在辨认时就必然会发生混淆，例如左寸大而右寸小，左脉浮而右脉沉，则何者为常，何者为病？极易迷惑。对此，特别是内因与外因方面，必须首先辨明，方可以次及于其余。从外因方面来说，时令与循环机能的关系，是一个早被古人所重视的因素，自古以来就有"春弦夏洪秋毛冬石"之说。例如夏天的脉象本来就是倾向于洪大的，在气候炎热时，如遇有一手浮洪，而另一手相对沉细的脉象，则浮洪乃是生理之常，而沉细乃是病理之变。如果病人某一脏腑的证候又能与沉细的脉象相应，就更可确定。《素问·病能论》说："帝曰：有病厥者，诊右脉沉而紧，左脉浮而迟，不然病主安在？岐伯曰：冬诊之，右脉固当沉紧，此应四时；左脉浮而迟，此逆四时，在左当主病。"可见古人早就找出了运用天人相应的思想体系，来作为辨认同时存在的矛盾脉象的方法。而天时又常联系到地理。北方人因气候寒冷，故体格多强壮，肌肉也较致密，循环机能在桡动脉处的表现也就显得充沛有力。相反，南方人因气候暄暖，故体格多纤弱，肌肉也较松弛，脉搏也就较北方人稍显虚弱无力。如果患者是南方人，六部之中出现强弱并存的情况，就应考虑到弱为生理之常，而强则是病理之变。再由某种强的脉象和脏腑的情况相参酌，就会得到进一步的证明。对于北方人则应从相反的方面作考虑。

从内因方面来说，如一个体格纤弱的病人，在寸口六部出现强弱不等和不相应称的脉象，则弱脉可能是生理之常，而强脉则是病理之变。而对于一个体格强壮的人，就应有相反的考虑。男子的体格多较女子为强，因此强弱不称的脉象，也应按照上述情况作推理。老年人由于皮肤松弛，皮下脂肪减少，血管弹性降低，故脉搏多浮露僵硬，六部之间的各种微细变化常不太易显示。年轻人因皮肤柔韧，皮下脂肪充实，血管弹性良好，六部之间的某些变化就易显示。

脉症互参，更是辨认平脉与病脉的关键。比如寸脉大而尺脉小，而患者正有发热与咳喘等症状时，则寸大乃是病脉，而尺小可能是相对的表现，或是生理之常。再如诊得寸脉浮而虚，尺脉沉而实，而患者确有腰痛及大便秘结等体征时，则应当是尺脉沉实主病，而寸部的虚浮乃是相对的情况。

总之，在两手寸关尺六部出现不相应称的脉象时，与自然条件相应者可能是平脉，不相应者可能是病脉；与体质情况相应者可能是平脉，不相应者可能是病脉；脉与病相应者可能是病脉，不相应者可能是平脉。如此，必须胸有成竹、全面观察、综合理解，方可免于迷惑。

　　左大右小，寸浮尺沉，为平为病，混淆难分。
　　内外二因，病情体质，反常者病，慎守勿失。

（四）阴阳法则是脉象变化的基本规律与表现形式

阴阳学说是中医理论体系的基础，是各种生理机能与病理变化的普遍机制。作为中医辨证施治的八纲学说，事实上也只有阴阳二纲。中医所说的有余和不足、太过与不及，以及西医所说的亢进与衰竭、兴奋与抑制等各种概念，都可用阴阳学说进行概括和说明。人身在外的各种经脉是枝叶，在内的不同脏腑是根本。按照一般的情况来说，在内的脏腑之气有余当属阳属热，则寸口处也将因阳热的作用而出现实大浮洪等属阳的脉象；脏腑之气不足当属阴属寒，则寸口处也将因阴寒的作用而出现虚小沉细等属阴的脉象。如按照特殊情况来说，则寸口六部之中所出现的相对的大小浮沉虚实长短等不同脉象，也不能超出阴阳范畴之外。

血液的运行虽是以心脏为衔筒，血管为流床的整体作用，但是由于它的路径太长，行程迂曲，同时受各个组织与器官特定结构和功能的影响，因而它的整体状态即使在同一时间和条件下，由于处境不同，就有着各种不同的表现，即血管的舒缩与血液的分布状况不能互相一致。因此在寸口处的实大浮洪与虚小沉细的以阴阳为基本表现形式的脉象之中，如果再有各个脏腑所属经络的有余和不足的阴阳之气对血管的影响和作用参与其间，则虽在这一短小的寸口六部之中，也能因桡动脉的内外界环境的不同，产生相对的形态不同的阴阳差异的各种脉象。

桡动脉搏动的各种表现，中医称之为脉象，西医则称之为脉搏。象乃形象之意，搏则仅指其搏动；象是可以包括着搏动状况，而搏就不能包括其形象，因此中医称脉搏为脉象是有其意义的。有关中医脉象的分类方法，在第三章中将作专题讨论。脉象的变化虽多，但主要的不外形态改变与节律改变这两大方面，中西互参，共归纳为 35 种病理脉象（如连同生理的平脉，则共为 36 种脉象）。有些不能在寸口的六部关系中作讨论。

在寸口六部之中只能出现相对的形态不同的阴阳差异的各种脉象，至于脉搏的节律改变，是根本不可能在寸口六部之中分别存在和单独出现的。因为脉搏的频率是决定于心搏的频率，心搏频率变快脉搏就表现为数，心搏变慢脉搏就表现为迟。寸口处的桡动脉只有一条，不能寸数而尺迟，或尺数而寸迟。由于桡动脉的形态在寸口六部之中，可能有相对的阴阳差异的各种改变，因而有些古人在论脉时，也把脉搏的节律断为三段来看待。最明显的如唐代孙思邈氏在论脉时，就是把迟数等脉分为寸口、关上和尺中进行论述的。明代李时珍氏为脉学的一代名家，也为这种思想所拘囿。其他各家，更多如此。虽然思邈、濒湖等医家当时可能是出于叙述上的方便和受到文章体例限制的缘故，但给人以孤立分离的印象是强烈的，这种混乱思想到目前还未完全澄清。

　　脏腑根本，经脉枝叶，基本病理，有余不足。

　　有余为阳，不足阴属，见于寸口，大小虚实。

　　形因境迁，差异能卜，六部不同，形态可识。

二、寸口六部的病理脉象

（一）十二经脏症候群的病理脉象

经络系统起着沟通内外、表里合一的统一联系作用，且有一定的起止部位和行走方向，古人从经验积累中，依其所出现的症候特征和病理反应的路径，归纳为各经的症候群作为临诊的指征和依据。所不足的是古人在十二经的症候群中，大都是以外经的各种见症为主，对于本脏本腑病则叙述较少，有的则根本未谈到。以黄疸来说，只是在手足少阴、手足太阳、手厥阴及足太阴各经中，有目黄及黄疸的见症，在足阳明经中也有溺黄的症候，而在足厥阴、少阳的症候群中，反而只字未曾提到。因此既应以中医传统的学说见解作出补充，更应以临床实践与西医学说作为参照。

寸口六部与脏腑的相应关系，既然以经气与血流互相对应的机制作为阐释依据，则十二经脏所属的症候群，就必然在寸口六部中有着相应的表现，即或不是如此，中医的脉诊，既是认识全身疾病的主要方法之一，也应以寸口六部之中的不同变化与十二经脏所属症候群作为彼此参证。特就《灵枢·经脉》原文与临床实践的体会，把各经的症候群与可以出现在寸口六部中的阴阳脉象，列叙于下，以供参照。

1.手太阴阳明脉证

手太阴肺经症候群：是动则病肺胀满，膨膨而喘咳，缺盆中痛，甚则交两手而瞀，是为臂厥。是主肺所生病者，咳、上气、喘渴、烦心胸满、臑臂内前廉痛厥、掌中热、气盛有余则肩背痛、风寒、汗出中风、小便数而欠。气虚则肩背寒痛，少气不足以息，溺色变，卒遗矢无度。

手阳明大肠经症候群：是动则病齿痛颈肿，是主津液所生病者，目黄、口干、鼽衄、喉痹、肩前臑痛、大指次指痛不用。气有余则当脉所过者热肿，虚则寒栗不复。

在手太阴肺经症候群中之咳喘、胸肺胀满、缺盆中痛、烦心口渴等症，与肺及支气管的各种属阳属热的实证是相符的，与之相应的右寸的部位，也就常会出现洪大数实等阳脉。在肺部疾患特别伴有炎症时，右寸洪大数实等脉象固属常见，而以右手三部大于左手三部更为常见，即左手三部相对较右手三部为细弱。右寸出现数脉，而其余诸部并不是不数，而是在诸阳脉当中的相应现象。这种右大于左的情形，在临床上确是常见和值得注意的。卒遗矢（同屎）无度，就是突然之间大便次数增多，也就是暴泄、水泻和完谷不化等大肠的诸种见症。把这类病症不放在手阳明经而放在手太阴经的症候群下叙述，这就突出地表明肺与大肠有表里和以脏为主的脏腑关系。以这种理论体系为指导，笔者曾对一例完谷不化、大便溏泄五年不愈的患者，采用升提肺气的方法进行治疗，一剂止，三剂已。可见心肺与大小肠的表里关系，其机理是值得探索的。泄泻、尿频、少气短息这类属阴属寒的虚症，右手尤以右寸，也会出现沉细弱小等诸种阴脉。

手阳明大肠经的症候群，主要是以外经的各种见症为主。鼻为肺窍，咽喉为肺脏之门户，鼻出血及多涕、咽喉肿痛固属手阳明之经病，也与手太阴经之脏病有关，阳明多气多血，目黄既可因经气郁滞而产生，也可因大肠本腑之热郁湿蒸，水代谢失调而致。手阳明经经气不足之恶寒战栗，可与风寒汗出之手太阴经的见症互通，即风寒在表而汗出者，右手三部尤以右寸能出现阳脉。反之，表虚畏寒或战栗者，相应的右手及右寸也能出现阴脉。至于沿经脉所过之处，能出现有余和不足的诸种证候，也可作为参证。

有如前述，机体的病理变化虽多，但其要领都表现在有余和不足这种互相对立的阴阳法则之内，所以脉象变化的主要表现也就不外是有余之阳和不足之阴。按照中医阳外阴内与浮取候腑、沉取候脏的传统见解，以右寸浮取候大肠、沉取候肺、右寸浮阳与浮阴者，即以浮取时所出现的诸种阳脉与诸种阴脉，作为手阳明大肠经经腑之气有余或不足的病理指征。右寸沉阳与沉阴者，即以沉取时所出现的诸种阳脉与诸种阴脉，作为手太阴肺经经脏之气有余或不足的病理指征。（以下诸部皆同，不再赘述）这仅是以相对和比较的观点而言，所谓属阳之实与属阴之虚，都是彼此掺杂和综合交叉的，因而虚中有实、实中存虚乃是普遍存在的病理机制。寸口六部本来就浑然一体，而一部之中的脏腑之气又彼此互通，故在浮阳浮阴与沉阳沉阴之间，就很难有什么明确的界定存在，但是如果取消了界定，就会茫然无绪，迷失方向，只有遵守界定而又不为界定所拘，打破界定而又不失界定的范畴，在统筹兼顾、综合推理的思想指导下，才能收到脉诊的应有作用。

　　右寸浮阳，风寒汗出，口干衄衄，颈肿齿痛。
　　右寸浮阴，腠理不固，畏寒战栗，肩背冷痛。
　　右寸沉阳，上气喘咳，胸满心烦，尿频掌热。
　　右寸沉阴，气不接续，洞泄肠鸣，寒栗不复。

2.手少阴太阳脉证

手少阴心经症候群：是动则病嗌干心痛，渴而欲饮，是为臂厥。是主心所生病者，目黄、胁痛、臑臂内后廉痛厥，掌中热痛。

手太阳小肠经症候群：是动则病嗌痛颔肿，不可以顾，肩似拔，臑似折。是主液所生病者，耳聋目黄颊肿，颈颔肩臑肘臂外后廉痛。

手少阴心经的症候群，是以脏病为主，而经病次之。心痛是心脏病，特别是冠心病的主要见症，而胁痛目黄，也可见于心脏性黄疸。慢性右心衰竭的患者，因为肝脏显著充血而出现胁痛肝大、肝细胞缺氧、一部分肝细胞坏死、肝功能异常、血中胆红素增加，引起黄疸与目黄。这并不是说古人对心脏性黄疸早有所知，而是说古人早已知道心病可以引起目黄与胁痛。在发热之时，因心搏加强与输出量增加，常有烦躁不安、嗌干唇焦、舌黄面赤、手掌发热、渴而欲饮，甚或神志不清、昏迷谵语。凡遇此等情况，寸口六部均可出现属阳的诸种脉象，但以左寸最为明显。在左寸如遇有短小沉细等各种属阴的脉象时，常与精神恍惚、头晕耳鸣、自汗盗汗、面色无华、唇淡爪白等机体衰惫的症候相应。另外，不少心脏瓣膜障碍的病例，在听诊上有明显的杂音时，如同时对左寸的脉象进行仔细衡量，确也常见在搏动的神韵与体状之间，表现为各种有余的征象。中医的切脉与西医的听诊相结合，是十分必要的。

手太阳小肠经与手阳明大肠经一样，同主津与液所生病。在发热旺盛、心机能亢进时，体内的水分代谢也随之而增加，手少阴经症候群中之嗌干唇焦与渴而欲饮等症，手太阳小肠经同时所具有，而且还会有小便短赤、尿道灼热等候。左寸与其他相关部位，当然就会有阳脉出现。在多汗、小肠吸收减少如痢疾及水泻等诸种情况下，水分之吸收发生障碍，血液浓缩，滞性增加，寸口六部之中，虽均可有属阴的各种脉象出现，但可推理为常以左寸为更甚。

左寸浮阳，嗌干口渴，小便短黄，尿道灼热。

左寸浮阴，津伤水脱，泻痢汗多，血液浓缩。

左寸沉阳，胁痛烦躁，掌热面赤，瓣膜障碍。

左寸沉阴，精神恍惚，机体衰惫，头晕汗出。

3.足太阴阳明脉证

足太阴脾经症候群：是动则病舌本强，食则呕，胃脘痛，腹胀善噫，得后与气则快然如衰，身体皆重。是主脾所生病者，舌本痛，体不能动摇，食不下，烦心，心下急痛，溏瘕泄，水闭、黄疸，不能卧，强立膝股内肿厥，足大指不用。

足阳明胃经症候群：是动则病洒洒振寒，善呻数欠，颜黑，病至则恶人与火，闻木音则惕然而惊、心欲动、独闭户塞牖而处，甚则欲上高而歌，弃衣而走，贲响腹胀，是为骭厥。是主血所生病者，狂疟温淫汗出、鼽衄，口㖞唇疹，颈肿喉痹，大腹水肿，膝膑肿痛，循膺、乳、气街、股、伏兔、骭外廉，足跗上皆痛，中指不用。气盛则身以前皆热，其有余于胃，则消谷善饥，溺色黄。气不足则身以前皆寒栗，胃中寒则胀满。

西医认为脾脏是体内最大的淋巴腺，是造血与储血的器官之一，对消化机能并无直接作用。而中医则认为脾脏为消化系主要器官之一，是人身后天的根本，因此足太阴脾经的症候群，也就以消化系为主，如食则呕、胃脘痛、腹胀善噫、得后（大便）与气（放屁）则快然如衰，食不下、烦心、心下急痛、溏瘕泄等皆属之。所谓脾主四肢，故脾虚则肢体沉重而懒于运动，当是水谷之气不充，因而肢体乏力之故。因为脾主运化水谷，故脾虚则水湿停留而身黄水闭。舌本强，即舌根运动不灵，西医认为是第九对脑神经即舌咽神经机能障碍之故，中医之经络学说则认为足太阴之脉连舌本散舌下，经气有余则舌本强痛。

大肠暴泄水泻的见症，不列在手阳明经项下，而列叙于太阴经的症候群中。消化系的一系列症状，不列在足阳明经的项下，而列叙在足太阴经的症候群中，这充分说明阴阳脏腑虽属两位一体，但主次有别，因此标虽在腑，而本则在脏，故治脏即可以治腑。在《伤寒论》中，太阴的脉症是身前热、手足温、口不渴、腹满而吐、不食、自利、时有腹痛、脉缓而弱，可以互参。脾机能不足，自然表现为消化机能障碍与水湿停留。在脾机能亢进之时，常表现为脾肿大、左胁下胀满、全血球减少，这在脉诊时也可参证。

在足阳明胃经的症候群中，属于本腑的主要有贲响（肠鸣）、腹胀，实则消谷善饥、溺色变，虚则胃中寒、胀满诸症。又因阳明为水谷之海，故多气多血，在阳热旺盛之际，除大汗浸淫外，又有惊恐、狂乱等神经精神症状。足阳明经行身之前，故会因经气的有余或不足而出现胸腹部之畏寒或作热、鼻流清涕或出血。又如口唇疱疹及颈肿、喉痹等，均为经气有余的症候。经腑之气不足时，则吞酸、嘈杂、水谷不化、腹胀、跗肿等水湿停滞之病，亦可随之而来。在阳明症候群中之"大腹水肿"当不是指腹腔积水而言，由胃机能失常而发生腹水者，在今天看来则无此可能，但在胃肠机能失调，特别是在中医所认为的水湿侮土的情况下，多会出现腹壁肿胀肥厚，皮下组织有明显之水液停留，而腹腔内并无腹水的症候。在《伤寒论》中，足阳明经的脉症有经腑之分，经病主要为不恶寒，但恶热、热高汗多、鼻干目痛、烦渴引饮、不得卧、脉洪大而长。腑病则是胃肠中有积滞停留，腐浊薰蒸，导致潮热、烦躁、谵语、腹胀硬、大便结，脉多沉大而实。因为《伤寒论》的六经见证主要是把属于伤寒这一类的热性传染病划分为六个阶段，因而在阳热的阳明见症中，都是以属阳的实证为主，而在属于虚寒的胃肠病，自然就不会提到。

右关浮阳，温淫汗出，口渴鼻干，消谷善食。
右关浮阴，胃寒胀满，吞酸嘈杂，腹壁水肿。
右关沉阳，腹痛便秘，胁满舌强，谵语烦躁。
右关沉阴，腹胀善噫，水闭体重，不食自利。

4.足厥阴少阳脉证

足厥阴肝经症候群：是动则病腰痛，不可以俯仰，丈夫㿗疝，妇人少腹肿，甚则嗌干，面尘脱色。是主肝所生病者，胸满、呕逆、飧泄、狐疝、遗尿、闭癃。

足少阳胆经症候群：是动则病口苦，善太息，心胁痛不能转侧，甚则面微有尘，体无膏泽，足外反热，是为阳厥。是主骨所生病者，头痛颌痛，目锐眦痛、缺盆中肿痛、腋下肿，马刀侠瘿，汗出振寒，疟，胸胁肋髀膝外至胫绝骨外踝及诸节皆痛，小趾次趾不用。

在足厥阴肝经的症候群中，仅胸满、呕逆、飧泄能与肝胆发生联系，其余都属外经的见症。飧泄是食入不化，也就是消化不良性腹泻，与胆汁缺乏有关。在肝气犯胃而出现呕逆时，每多夹有胆汁或不夹有胆汁。在《伤寒论》里，厥阴的见症有四肢发冷与转温的厥热往复，气上冲胸，厌食吐蛔和舌卷囊缩等危候，这些都是临床上不常见的，而经常见到的则是黄疸与肝胆病所发生的联系，而古人在这方面并没说明。肝经症候群中之"面尘脱色"与胆经症候群中之"面微有尘，体无膏泽"应该特别注意。临床实践证明，很多晚期恶性病患者，特别是肝硬化与各种晚期癌症患者，常见皮肤枯燥、㿠白或苍暗无华，而且在皮肤的表面甚至是毛发之上似蒙有一层灰尘，这往往是病情急剧恶化或死亡前的一种征兆。这不能不认为古人在这方面观察得细致入微。还有更为重要的一点，在《素问·灵兰秘典论》中，把人身的各个脏腑用十二种官职来比譬，肝是将军之官，主谋虑，胆是中正之官，主决断，而谋虑与决断，正是大脑思维与判断辨别的能力，由此可见中医对肝胆生理与病理的认识是包括神经机能在内的。我国人民在日常口头习惯上，把勇敢坚定和怯懦犹疑的两种精神状态分别用"胆大"和"胆小"来表达，此是否为提示肝胆的某种物质能对神经系统的机能发生影响，亦未可知。而在肝病的晚期某些毒性物质对神经系统发生损害而出现肝性昏迷，这是已经明确的。弦是肝脏的本脉，当其出现在寸口，特别是出现在寸关部时，不但能与胃肠病之消化机能障碍相应，更常与西医所谓的植物神经机能失调的神经官能症相应。中医的肝阳上亢与肝风内动等辨证方法，与平肝熄风、滋水涵木等治疗措施，确能改善神经系统特别是植物神经系统的机能状况，收到较好的治疗效果。在肝炎及肝炎后遗症患者，关部弦脉的出现也是常见的事。

足少阳胆经的症候群，仅有口苦、心胁痛、不能转侧与本腑病有关，其他均属外经病，这显然是疏略的。《伤寒论》中少阳的见症是脉弦、寒热往来、口苦咽干、目眩耳聋、胸胁苦满、心烦喜呕与默不欲食。其中寒热往来与目眩耳聋，也属外经病。因少阳的经络处于半表半里之间，是三阴三阳的临界线，在某些发热病的病程中，发热反应是机体防御机能正在发挥，畏寒则是防御机能受到抑制，病理的刺激有波动，机体的反应也有阶段，因而就可有汗出振寒与寒热往来的相应的症候。口苦咽干多见于清晨，或以清晨为剧。中医"脏气法时"的学说认为朝则为春，与肝胆相应。胆气因旺时而外溢，故口苦。针刺特以施灸时，所取无论为胆经要穴或他经他穴，均可使感传进入胆区而使口苦立即解除，乃是一种有力的证明。胁痛与胸胁苦满，特别是见于右胁时，是肝胆病的重要体征之一。一般的反胃呕吐，多不夹有胆汁，而在发热病病程中之呕吐，虽不甚剧烈，但多有胆汁外溢。因此呕吐的见症，不但与胃有关，而且也与胆有关。胆汁是整个消化液的主要成分之一，当胆汁分泌不足时，自会有食欲不振与厌食等情况出现。在足少阳胆经的症候群中，黄疸当是一个主要内容，而古人并未述及，自然是一种疏漏。

左关浮阳，咽干口苦，心烦喜呕，往来寒热；

左关浮阴，完谷飧泄，厌食不饥，心虚胆怯。

左关沉阳，胁痛黄疸，木火内燔，头痛惊厥；

左关沉阴，面尘脱色，虚风内动，精神恍惚。

5.足少阴太阳脉证

足少阴肾经症候群：是动则病饥不欲食，面如漆柴，咳唾则有血，喝喝而喘，坐而欲起，目䀮䀮如无所见，心如悬若饥状，气不足则善恐，心惕惕如人将捕之，是为骨厥。是主肾所生病者，口热、舌干、咽肿、上气、嗌干及痛、烦心、心痛、黄疸、肠澼、脊股内后廉痛、痿厥嗜卧、足下热而痛。

足太阳膀胱经症候群：是动则病冲头痛，目似脱，项如拔，脊痛，腰似折，髀不可以曲，腘如结，踹如裂，是为踝厥。是主筋所生病者，痔疟狂癫疾，头囟项痛，目黄，泪出鼽衄，项背腰尻腘踹脚皆痛，小指不用。

在足少阴肾经症候群中，用传统的观点可以解说的地方是：肾为水脏，在色属黑，水盛侮土，肾炎及水肿病的患者，可见有饥不欲食。本色外见，则面如漆柴。肾不纳气，故喝喝而喘。目为五脏之精华，肝开窍于目，而肾之原气则为五脏之根本，原气不足，肾水不充，水不涵木，故目䀮䀮无所见。肾为相火之所寄寓，其经脉则上入肺中，水不制火，火盛刑金，故上气及咳唾有血。肾气不足，心肾不交，故烦心、心痛、善恐。下焦之阳气衰惫，故致水谷不化及肠澼，以及阴盛阳虚而沉困嗜睡。足少阴之经络下起足底，上循喉咙，阴虚火动，则上为口热舌干，嗌痛咽肿，下为足下热而痛。用现代医学观点可以解说的是：当肾功能障碍时，肾的排泄功能受损，滞留在体内的毒性物质损害了肝脏的机能，引起肝组织崩溃与分解，因而出现肝肾综合征之黄疸。在《伤寒论》中，少阴之脉症是以脉细数、但欲寐、恶寒、四肢厥逆以及下利清谷等症为主，其义也可互通。肾为人身元气之本，因此肾之机能不患其有余，而唯恐其不足。如尺脉沉候而有余的脉象，常与肾病以外如大便秘结、燥屎存留及腹胀腰痛等症有联系，以及与女子之胎产月经及胎成血结等候有关；如尺脉沉候而见有不足的脉象时，则常与下元亏损及诸种水病相应。

　　足太阳膀胱经的症候群，完全是以经病为主，因其主一身之表，所以在《伤寒论》中，把脉浮、恶寒、发热、头项及腰脊强痛等风寒外感的各种表症，列为足太阳经的发病特征。于此应该注意的是《伤寒论》中太阳症之脉浮，乃是在热性传染病之初统指寸口六部而言，而寸口六部分候脏腑，乃是在许多杂病之过程中单指左尺而言。在热性传染病之初期，脉浮极为常见。而在膀胱本腑病之病程中，单独出现在左尺之脉象改变则极不常见。这不但是因膀胱本腑的发病机率较少，即或是膀胱有病理过程存在时，也只能混同在其他体征与脉象中作为综合性推理。因此足太阳经之病理脉象，就应舍腑从经，而不能孤立地去寻求。但足太阳之本腑病也不能不说，如左尺浮候而有阳脉出现时，如非阴虚火动、孤阳外越之候，则多与膀胱实热、小便癃闭或尿道灼热等候有关。如有属阴的脉象出现，多属正常现象，病理意义不大。因桡动脉在此处浮露并不明显，如与关部相比较，自然相对表现为不足。但如细小虚弱太甚时，则或与膀胱虚寒、小便频数清白等候有关。

足少阴肾经的症候群同其他各经一样，有的可以从现代医学上找到证明，有的则可以从传统的观点上作出解释，而有的则两者都无法解释或勉强作出解释。其中不可解释之处不可过早地排除，存疑可也。因为有许多当时难以解释而遭到排除的问题，有的已逐步得到证实，例如心主汗和汗为心液，以及五味与五脏的关系，在本人使用改良灸具的过程中，根据经络系统十大特性之一的趋向性，有的已经得到了足够的证明，有的初步得到了证明。而肺气下陷之遗矢无度，也能用收敛肺气的方法而收显效。可见对于尚待验证的知识，过早地加以排除，是一种错误。

左尺浮阳，风寒在表，阴虚火动，膀胱湿热；
左尺浮阴，常多病少，或为阳虚，尿频清白。
左尺沉阳，胎产血结，腹胀腰疼，嗌干足热；
左尺沉阴，下元衰惫，恶寒嗜睡，水肿下利。

6.手厥阴少阳脉证

手厥阴心包经症候群：是动则病手心热、臂肘挛急、腋肿，甚则胸胁支满，心中憺憺大动，面赤目黄，喜笑不休。是主脉所生病者，烦心、心痛、掌中热。

手少阳三焦经症候群：是动则病耳聋，嗌肿喉痹。是主气所生病者，汗出，目锐眦痛，颊痛，耳后肩臑肘臂外皆痛，小指次指不用。

手厥阴心包络经症候群中，如胸胁支满、心中憺憺大动、烦心、心痛等，均可与本脏病如心包炎等发生联系。心中憺憺大动，常是心律不齐的一种自觉症状，往往是心脏受心包影响而产生。在窄缩性心包炎时，常会在吸气时出现脉波缺如之奇脉，此也常见于传导阻滞。目黄的发生与心脏性黄疸有相同之处，因心脏的舒缩受限，静脉血回心受阻，故肝脏充血、肿大，以至出现腹水。古人认为肾为相火之所寄寓，心包与三焦同受相火之使命。在生理情况下，相火乃是常火。如在病理情况下，相火就是邪火，当邪火上炎，则面赤神昏而喜笑不休。因此在右尺如出现沉取有力之脉候，除与胎产血结、腹胀、腹痛、便秘等症有关外，亦与下焦火亢不受水制等候有关。在出现诸阴脉象时，其义与左尺同。

　　手少阳三焦经是决渎之官，负责通调水道，而在它以外经为主的各种症候群中，并未说到这一点，可能是因为三焦虽为水道之所出，而肾脏则是排水的器官。在水病时，脉候的表现多是沉涩无力，且以尺部为更甚。故既应在两尺左右同候，也应以左肾右焦左右分候。如尺脉浮候而有诸种阴脉出现时，除过分细小虚弱可作为命门火衰、元气不足的一种指征外，与足太阳膀胱经一样，其病理意义不大，且是真气内守的一种可贵象征。如尺脉反常，浮大无根，历来都认为是孤阳外越、元气不足的挣扎反应，即机能兴奋之阳，并无物质基础之阴为其后盾，在体征上也就会有骨蒸盗汗、喘促心烦、面赤颧红、咽痛声哑等表现。

右尺浮阳，下焦火炽，水涸阴伤，骨蒸颧赤；

右尺浮阴，封藏所贵，元气衰微，亦可待对。

右尺沉阳，胎产便秘，肚腹胀痛，火不受制；

右尺沉阴，水停湿滞，髓竭精枯，左右一致。

（二）奇经八脉症候群的脉象

由奇经八脉所产生的症候群和与之相适应的寸口脉象的变化，虽早为古人所重视，但今人在临床上则较少注意。特就《内经》《难经》、王叔和《脉经》及《濒湖脉学》诸书，将奇经脉症约述于下，以充实和六部、经络系统的完整关系，供参证。

1. 督脉脉证

《难经》曰："督之为病，脊强而厥。"《脉经》曰："尺寸俱浮，直上直下，此为督脉。腰背强痛，不得俯仰，大人癫病，小儿风痫疾。"《四言脉诀》曰："直上直下，尺寸俱浮，中央浮起，督脉可求，腹背强痛，风痫为忧。"督脉是人身两半侧在背部的分界线，故诸阳脉皆受其统束，如阳热旺盛，则可发生腰脊强痛与角弓反张诸候，而寸口的脉象也有其相应的表现。

直上直下，尺寸俱浮，腰脊强痛，督病可呼。

2. 任脉脉证

《难经》曰："任之为病，其内苦结，男子为七疝，女子为瘕聚。"《脉经》曰："脉来紧细实长至关者，任脉也，动苦少腹绕脐，下引横骨，阴中切痛。"任脉是人身两半侧在胸腹部的分界线，故诸阴脉皆受其统束。"其内苦结"，即下腹与前阴出现筋脉拘急诸病。因为下腹筋脉拘急，故紧细实长的脉象，以尺部甚至是关部为显著。

实长紧细，自尺上关，癥瘕七疝，内结任参。

3. 冲脉脉证

《素问·举痛论》曰："寒气客于冲脉，冲脉起于关元，随腹直上，寒气客则脉不通，脉不通则气因之，故喘动应手矣。"《难经》曰："冲之为病，气逆而里急。"《脉经》曰："两手脉浮之俱有阳，沉之俱有阴，阴阳皆实盛者，此为冲督之脉也。"又曰："脉来中央坚实。径至关者冲脉也。动苦少腹痛，上抢心。有瘕疝，绝孕，遗矢、尿，胁支满烦也。"《四言脉诀》曰："直上直下，尺寸俱牢，中央坚实，冲脉昭昭。胸中有寒，逆气里急，疝气攻心，支满溺失。"督任与冲，同起胞中，一源三岐，督行身之后，任行身之前，冲则出于足阳明经的气冲穴，附寄于足少阴经而上行，其路径与左右腹直肌正好相当。腹直肌痉挛时，大多也是从下腹开始波及上腹。又因腹肌是呼吸辅助肌之一，在痉挛发生时，失却起伏的辅佐作用，故呼吸浅短费力。这和少腹痛、上抢心，以及气逆里急、喘动应手诸症是相符的。脉来浮沉皆有坚实之象，且以关尺为更甚，与任脉为病有大同小异之处，但较任病更为显著。清代李延昰曰："督任冲三脉，直行上下，发源最中，故见于脉亦直上直下也。直上直下者，即三部俱长透之义。若直上下而浮，则气

第二章 左右寸口分候脏腑机理阐探

张扬，阳象也，故属督。若直上下而紧，则势敛束，阴象也，故属任。若直上下而牢，则体坚实，有余之象也，故属冲。"

直上直下，尺寸俱牢，逆气里急，冲脉昭昭。

4. 带脉脉证

《难经》曰："带之为病，腹满，腰溶溶若坐水中。"《四言举要》曰："带主带下，脐痛精失。"可见妇女的带下病，系因带脉机能失调而得名。

关左右弹，带脉可决，腰如水浸，腹满带下。

5. 阳跷脉与阴跷脉脉证

《素问·缪刺论》曰："邪客于足阳跷之脉，令人目痛从内眦始，刺外踝之下寸半所。"《难经》曰："阴跷为病阳缓而阴急，阳跷为病阴缓而阳急。"《脉经》曰："前部左右弹者阳跷也，动苦腰背痛……癫痫，恶风，偏枯，僵仆羊鸣，痹瘭，皮肤身体强痹……后部左右弹者阴跷也，动苦癫痫寒热，皮肤强痹……少腹痛、里急、腰及髋窌下相连阴中痛，男子阴疝，女子漏下不止。"《四言举要》曰："寸左右弹，阳跷可决，尺左右弹，阴跷可别。"跷乃矫捷之意，人身的肢节运动与跷脉有关。阳跷与肢体外侧诸阳经之灵活矫捷有关，阴跷与肢体内侧诸阴经之灵活矫捷有关。因此阳跷与阴跷是彼此拮抗的两支经脉。如一支弛缓则另一支即相对紧张，这就成为阳缓阴急或阴缓阳急。故二跷之拮抗作用失调，则腰背强痛、肢节偏枯、全身不止一处的痹痛（痹瘭）与腹痛、疝瘕、里急等症即随之而来。癫痫发作或抽搐倒地之时，也与阳跷或阴跷之过度紧张有关。在紧急摆动的脉象，如以寸部或尺部为明显，且与发病的体征相符时，就是阳跷脉或阴跷脉的相应脉候。

寸左右弹，阳跷可识，体强腰疼，偏枯僵仆。

尺左右弹，阴跷可别，男疝女漏，寒热里急。

6.阳维脉与阴维脉脉证

《难经》曰："阳维维于阳，阴维维于阴，阴阳不能自相维，则怅然失志，溶溶不能自收持。阳维为病苦寒热，阴维为病苦心痛。"《脉经》曰："从少阴斜至太阳，是阳维脉也。动苦肌肉痹痒……苦癫，僵仆羊鸣，手足相引，甚则失音不能言……从少阳斜至厥阴，是阴维脉也，动苦癫痫，僵仆羊鸣……苦僵仆，失音，肌肉淫痒痹，汗出恶风。"《四言举要》曰："尺外斜上，至寸阴维；尺内斜上，至寸阳维……阳维寒热，目眩僵仆；阴维心痛，胸胁刺筑。"维是维系与统束之意，阴阳二维是诸阳经与诸阴经之统率，如彼此之维系功能失常，则会出现怅然如有所失、溶溶（徐灵胎曰：溶溶，浮荡之貌。）如失所依的感觉。且会有与阴阳二跷相似的癫痫、僵仆与肌肉麻痹等症，又称外斜。"尺外斜上，至寸阴维"者，是尺脉上至寸口时偏向于大指侧，又称外斜。"尺内斜上，至寸阳维"者，是尺脉上至寸口时偏向于小指侧，又称内斜。清代李延昰曰："斜向大指，名为尺外；斜向小指，名为尺内。"至于《脉经》所说的阳维是从少阴斜至太阳，阴维是从少阳斜至厥阴，颇为费解，此处不作讨论。寸口三部桡动脉之远心端在搏动时有偏外与偏内的感觉，并不一定完全由解剖关系所决定，也可能是病理体征的一种反映。双手外偏与内偏者甚少，一手出现偏斜者则并不罕见，但并不一定完全与二维的病理体征相应，却也与肢节疼痛挛急等症有关。

寸偏向拇，外斜阴维，心胸胁痛，癫痫失音。

寸偏向小，内斜阳维，手足相引，寒热痛痹。

（三）五邪刚柔相逢：一脉十变的病理脉象

不仅寸口六部分别与不同的脏腑发生着相应的联系，而且在《难经》中还有寸口一部能与五脏六腑发生着综合联系的说法。这就是更为精微的一脉十变的诊法。且先温习一下《难经》的原文：

十难曰：一脉为十变者，何谓也？然：五邪刚柔相逢之意也。假令心脉急甚者，肝邪干心也；心脉微急者，胆邪干小肠也；心脉大甚者，心邪自干心也；心脉微大者，小肠邪自干小肠也；心脉缓甚者，脾邪干心也；心脉微缓者，胃邪干小肠也；心脉涩甚者，肺邪干心也；心脉微涩者，大肠邪干小肠也；心脉沉甚者，肾邪干心也；心脉微沉者，膀胱邪干小肠也。五脏各有刚柔邪，故令一脉辄变为十也。

文中所说的五邪，是指五脏六腑病理的邪气（包络与三焦除外）。五邪的刚柔是根据阳刚阴柔之说，以五脏为柔、六腑为刚，将急大缓涩沉五脉，分应肝心脾肺肾五脏与胆小肠胃大肠及膀胱五腑。五邪的刚柔相逢是以脏邪干脏为柔，腑邪干腑为刚，脏邪干脏则脉甚，腑邪干腑则脉微。切需注意，所谓

"一脉"并不是指一种脉象而言，乃是寸关尺六部之中的一部的脉象，即在寸口一部之中，以急大缓涩沉之五脏五腑本脉为主，仔细辨别其"甚"（太过）与"微"（不及）的两种表现，因此在一部之中就能发生十种变化。

《难经》是以左寸为例来说明这种情况的。假如在左寸候心的部位，出现了属肝胆的急脉的脉象，如果这种急脉表现为太过（甚）时，就是脏邪干脏即肝邪干心的缘故。如果左寸的急脉表现并不太过（微）时，就是腑邪干腑即胆邪干小肠的缘故。其余大缓涩沉四脉和脏腑的微甚关系可以以此类推。

寸口六部可以分候脏腑，而在一部之中又可根据五种脏腑的基本的病理脉形，推理其致病的根源是来自何脏何腑，如此《难经》之独取寸口的诊法可谓精细入微。但这种精细入微的诊法，也是有其根源的，这从《灵枢·邪气脏腑病形》中可以找出依据。现将二经之义，列表说明于下，以便对照。

一部之中，五脏五脉，急大与缓，沉涩相合。
太过不及，微甚互见，刚柔相逢，一部十变。
说虽精妙，学有根源，灵枢古义，难经心传。

《难经》五脏刚柔相逢一脉十变诊法表

两手六部		一部十变	急 甚	急 微	大 甚	大 微	缓 甚	缓 微	涩 甚	涩 微	沉 甚	沉 微
左手	寸	心小肠	肝邪干心	胆邪干小肠	心邪自心	小肠邪自干小肠	脾邪干心	胃邪干小肠	肺邪干心	大肠邪干小肠	肾邪干心	膀胱邪干小肠
	关	肝胆	肝邪自干肝	胆邪自干胆	心邪干肝	小肠邪干胆	脾邪干肝	胃邪干胆	肺邪干肝	大肠邪干胆	肾邪干肝	膀胱邪干胆
	尺	肾膀胱	肝邪干肾	胆邪干膀胱	心邪干肾	小肠邪干膀胱	脾邪干肾	胃邪干膀胱	肺邪干肾	大肠邪干膀胱	肾邪自干肾	膀胱邪干膀胱
右手	寸	肺大肠	肝邪干肺	胆邪干大肠	心邪干肺	小肠邪干大肠	脾邪干肺	胃邪干大肠	肺邪自干肺	大肠邪自干大肠	肾邪干肺	膀胱邪干大肠
	关	脾胃	肝邪干脾	胆邪干胃	心邪干脾	小肠邪干胃	脾邪自干脾	胃邪自干胃	肺邪干脾	大肠邪干胃	肾邪干脾	膀胱邪干胃
	尺	心包三焦	肝邪干心包	胆邪干三焦	心邪干心包	小肠邪干三焦	脾邪干心包	胃邪干三焦	肺邪干心包	大肠邪干三焦	肾邪干心包	膀胱邪干三焦

注：《难经》所云五脏各有刚柔邪，心包与三焦未列入，特依例补于右尺，以见其全。

《灵枢·邪气脏腑病形》五脏与六脉微甚表

五脏＼六脉	缓		急		大		小		滑		涩	
	甚	微	甚	微	甚	微	甚	微	甚	微	甚	微
肝	善呕	水瘕痹	恶言	肥气，在胁下，若覆杯	内痈，善呕，衄	肝痹，阴缩，咳引小腹	多饮	消瘅	癀疝	遗溺	溢饮	瘛挛筋痹
心	狂笑	伏梁，在心下，上下行，时唾血	瘛疭	心痛引背，食不下	喉吤	心痹，引背善泪出	善哕	消瘅	善渴	心疝引脐，小腹鸣	喑	血溢，维厥耳鸣，颠疾
脾	痿厥	风痿，四肢不用，心慧然若无病	瘛疭	膈中，食饮入而还出，后沃沫	击仆	疝气，腹里大脓血，在肠胃之外	寒热	消瘅	癀癃	虫毒蛕蝎腹热	肠癀	内癀，多下脓血
肺	多汗	痿瘘偏风，头以下汗出不可止	癫疾	肺寒热，怠惰，咳唾血，引腰背胸	胫肿	肺痹，引胸背，起恶日光	泄	消瘅	息贲上气	上下出血	呕血	鼠瘘，在颈支腋之间，下不胜其上
肾	折脊	不化，食下嗌还出	骨癫疾	沉厥奔豚，足不收，不得前后	阴痿	石水，脐下小，已至腹，上至胃脘死不治	洞泄	消瘅	骨痿，坐不能起	癀癃	大痈	不月，沉痔

第八节

应该认清左右寸口分候脏腑在中医脉诊中
应有的地位

一、左右寸口分候脏腑的诊法，并不是中医脉学的主要内容

对于左右寸口分候脏腑的诊法，虽然以肺朝百脉和寸口为脉之大会这一传统的学说观点，用经络之脉的经气与血管之脉的血流互相感应的作用，已经有系统的阐释与探讨，但还是应说明这一诊法并不是中医脉学的主要内容，以免对中医脉学的主要依据在认识上发生混淆。中医的脉诊方法，是以经络之脉和血管之脉从经气与血流互相感应机制来揭示生理与病理的各种情况，更以心血管系统为中心，从血液循环的动力关系上，来测定全身其他系统生理与病理的各种情况。后者乃是中医脉学主要的唯物基础，忽视了这一点，就把中医的脉学推入到不可知的境地里去了。

决定脉搏形态改变的主要力量，乃是来自心血管系统的机能，而心血管系统的机能又受全身其他系统与器官的机能影响，因此才能由心血管系统机能的改变，来测定心血管系统本身及其他系统与器官的生理和病理的各种改变。没有这种相互

关系，就没有中医脉学的地位和作用。重复地说，中医脉学的主要内容，乃是以心血管系统病理生理的特定表现为特定讨论中心所形成的特定的理论体系，是以心血管系统生理物理和生理病理的以力学表现为基础的生物的物理诊断方法。由此可见，血脉之脉在中医的脉学上确实具有决定性意义和主导地位。忽视了心血管系统在中医脉诊中的地位，单从寸口六部的关系中作推理，是没有实际意义的。

　　由于经络之脉的经气是看不见摸不着的东西，虽然经络系统的病理变化能从其循行路径和所产生的症候群中显示出来，但是如果离开了血脉之脉，就不能从桡动脉的搏动变化上推理各个脏腑的病理机制。血管和血流乃是经络之脉经气的感应依托，如果没有血管的搏动还有什么感应可言呢？强调经络之脉对血管之脉所产生的影响和作用，乃是着重用经络学说来说明寸口六部能分候脏腑，如果因此降低和抹煞了心血管系统的地位，就不能说中医的脉诊乃是心血管系统之脉与经络系统之脉的集合。

　　　　寸口六部，虽应脏腑，脉象可征，气机乃附。
　　　　主次宜分，内外兼顾，脉如不存，应于何有。

二、血管之脉与经络之脉乃是第一性与第二性的关系

　　中医脉学是以血液循环动力学的整体作用，在桡动脉搏动上的特定反映为主要研究内容和立论基础，而左右寸口分候脏腑的方法，无疑起着印证和补充的作用。这和物质是第一性、

思维是第二性的关系有其近似之处。血液循环虽是经络系统经气发生的源泉，但是经络的经气对血液循环的动力关系也具有影响和作用。心血管系统和经络系统这种不可分割的内在联系，不但表现在寸口桡动脉的感应关系上，而且还存在于整体的依维作用上。因此病理情况的反映，表现在有机体的各个方面，决不是单纯地局限于某一方面，诚如张景岳所说的"经脉者，脏腑之枝叶；脏腑者，经脉之根本"。因此全身各个主要脏器与组织所发生的生理与病理的种种变化，体现了脏腑经络这种内外相通的根本与枝叶的关系。因为经络系统的生物电流，是机体气机和功能的重要媒介和通路，所以它的机能状况必然受整体作用所支配和影响。对于寸口桡动脉搏动的观察，乃是阐明生命有机体完整现象的一个成分，是机体内部因果关系改变或破坏在桡动脉搏动上的特定反映。如果没有心血管系统的机能，不但经络的感应作用无从寄托，无所凭借，就是脉搏本身也无法存在，经络之气更无从发生。但是，如果没有经络系统的作用，则左右寸口与不同脏腑的定位联系就不能出现，而中医的脉诊也就失之于粗糙和肤浅，而不能发挥它特有的专长和取得应有的临床地位。我们在临床和研究工作中，既要切实掌握起主导作用的一面，也不能放弃次要的起辅助作用的另一面，这样才能兼收并蓄，不致犯孤立和片面的毛病。

　　血管之脉，脉学之基，经络之脉，定位宜知。

　　血流经气，义同兄弟，第一第二，彼此维系。

第三章

脉象分类及各种脉象的病理基础

第一节

对脉象名称的认识

一、中医辨脉的各种名称

（一）《内经》辨脉的各种名称

《内经》是中医学说的根源，当然也就是中医脉学的根源，因此，自古以来中医的脉学都是在《内经》论脉的基础上有所发展和提炼。时至今日，中医论脉仍以《内经》为典范，因此对《内经》中辨认脉象的各种名称加以温习和归纳是十分必要的。

关于《内经》中所列脉象，有人认为是 21 种，这是不正确的，是对《内经》中所列举的脉象未加深究或是以讹传讹而来的。因为《内经》对脉象的描绘，分为两个方面：一是用形容语来表示，没有严格的范畴；一是由形容语简化、浓缩和提炼而来的特有名称，比较固定而突出。初步统计《内经》所列脉象为 39 种，除了许多含义相同的脉名为后人所归纳和扬弃外，被保留和沿用至今的也有 25 种。现分别说明如下：

1. 未经简化的对脉象的各种形容语

例如《素问·平人气象论》中说："夫平心脉来，累累如连珠，如循琅玕……病心脉来，喘喘连属，其中微曲……死心脉来，前曲后居，如操带钩……平肺脉来，厌厌聂聂，如落榆荚……病肺脉来，不上不下，如循鸡羽……死肺脉来，如物之浮，如风吹毛……平肝脉来，软弱招招，如揭长竿末梢……病肝脉来，盈实而滑，如循长竿……死肝脉来，急益劲，如新张弓弦……平脾脉来，和柔相离，如鸡践地……病脾脉来，实而盈数，如鸡举足……死脾脉来，锐坚如乌之喙，如鸟之距，如屋之漏，如水之流……平肾脉来，喘喘累累，如钩，按之而坚……病肾脉来，如引葛，按之益坚……死肾脉来，发如夺索，辟辟如弹石……"《素问·玉机真脏论》中说："真肝脉至，中外急，如循刀刃责责然，如按琴瑟弦……真心脉至，坚而搏，如循薏苡子累累然……真肺脉至，大而虚，如以毛羽中人肤……真肾脉至，搏而绝，如指弹石辟辟然……真脾脉至，弱而乍数乍疏……诸真脏脉见者，皆死不治。"在《素问·大奇论》中，又有"脉至如火薪然……脉至如散叶……脉至如省客……脉至如丸泥……脉至如横格……脉至如弦缕……脉至如交漆……脉至如涌泉……脉至如颓土……脉至如悬雍……脉至如偃刀……脉至如丸滑不直手……脉至如华"等象形会意的各种脉形。例证甚多，不再赘录。

2.经过简化的各种脉象的名称

《内经》在运用形容语论脉的同时，更是多方面地运用经过简化提炼的各种脉名（见"《内经》各种脉象名称举例表"）。

脉名	例证
浮沉滑涩	《素问·阴阳应象大论》："按尺寸，观浮沉滑涩，而知病所生以治。"
缓急大小	《灵枢·邪气脏腑病形》："调其脉之缓急大小滑涩，而病变定矣。"
长短数细代散	《素问·脉要精微论》："长则气治，短则气病，数则烦心，大则病进"；"代则气衰，细则气少"；"浮而散者为眴仆"。
迟	《素问·三部九候论》："独迟者病。"
促弱紧盛石洪坚	《素问·平人气象论》："寸口脉，中手促"；"软弱有石曰冬病"；"盛而紧曰胀"；"太阳脉至，洪大以长"；"脉小而坚"。
躁静	《素问·疟论》："在阳则热而脉躁，在阴则寒而脉静。"
弦钩毛营微	《素问·玉机真脏论》："春脉如弦……夏脉如钩……秋脉如浮……冬脉如营"；"其气来毛而微"。
实满悬	《素问·通评虚实论》："脉满而实"；"脉悬小"。
搏	《素问·阴阳离合论》："搏而勿浮"；"搏而勿沉"。
结动疾徐	《灵枢·终始》："六经之脉不结动也"；"脉动而实且疾者疾泻之，虚而徐者则补之"。
软	《灵枢·四时气》："脉软者病将下。"
虚	《灵枢·禁服》："盛则为热，虚则为寒。"

3. 为后人所保留及被舍弃的各种脉象

在上表中可见《内经》中已有 39 种较为固定的脉象名称，是根据脉搏形态所得出的抽象概念。其中有许多涵义相同，庞杂不纯，因而在后人的临床实践中就保留了其中一部分，废除了一部分。在被保留的脉象中计有浮、沉、滑、涩、长、短、虚、实、迟、数、大、小、洪、细、弱、弦、紧、缓、散、微、动、结、促、急、代等25种，其余的14种则被舍弃了（见"《内经》被舍弃的各种脉象表"）。

《内经》被舍弃的各种脉象表

脉名	被舍弃的理由
营	与沉脉同义。
石	与营脉及沉脉同义。
坚	可能与革脉的形态有其类似之处，因而由革脉代坚脉。
钩	与洪脉同义。
毛	与浮脉同义，也与生理的涩脉同义。
满	与大脉及洪脉同义。
徐	与缓脉及迟脉同义。
静	与徐脉及缓脉同义。
疾	与急脉及数脉同义。
躁	与急脉同义。
盛	"盛则为热，虚则为寒"可见与实相同， 也可与大脉及满脉同义。
悬	于义难明，与弦亦不可互通。因为《素问·阴阳类论》说"弦急悬不绝"，明确指出弦与悬乃两种脉象。
搏	与实脉、盛脉及洪脉等有其类似之处。
软	与《难经》中之濡脉有相同之处，因而由濡代软。

在被保留的25种脉象当中大、小和急三脉各家的意见尚

未一致。大与小、洪与细，有人认为是四种独立的脉象；有些人认为洪可包括大，细可包括小，因此关于大小二脉就存废互见。急脉在《内经》与《难经》中是最重要的纲领脉之一，后人对于急脉的取舍也无一致的意见。例如，具有盛誉的《脉经》与《濒湖脉学》等专著中，都未将急脉列入。

洪与大、细与小，各有它们特有的形态和病理基础，应该成为四种特有的脉象，大、小与急三脉，应肯定它们的临床意义。有关这几种脉象的形态和病理特征，下文自有详述。

（二）《难经》辨脉的各种名称

《难经》本为阐述《内经》之义而作。其中有关论脉部分，当然源于《内经》，但亦有所增补。除引《内经》的大、小、浮、沉、长、短、虚、实、迟、数、滑、涩、缓、紧、弦、细、洪、散、结、弱、钩、毛、石、急、疾、促等26种脉象，及在有些地方应用形容语外，又增添了敦、牢、伏、濡、损、至、溢、覆8种脉名。其中仅有牢、伏、濡三脉为后人所重视，其余则未被采用。

（三）张仲景辨脉的各种名称

仲景在《伤寒论》《金匮要略》与《金匮玉函经》诸书中，其论脉方法与《内经》极为相似，即形容语与简化的脉象名称交互应用，并有所发展和补充。在形容语方面，如有"如蛇""如车盖""如循长竿""如羹上肥""如泻漆之绝"等。在沿用《内经》的各种脉象名称方面，计有浮、沉、迟、数、虚、实、长、短、大、小、弦、涩、洪、微、缓、紧、弱、细、滑、疾、促、结、代、动、急、散、静、坚等28种。在发展和补充方面，主要有芤、革二脉，为后人所采用。在《金匮玉函经》卷五"辨不可下病形证治"项下还有对"厥脉"的描述，即"伤寒脉阴阳俱紧，恶寒发热则脉欲厥。厥者脉脉来初大，渐渐小，更来更大，是其候也……贪水者下之其脉必厥……"《伤寒论》调胃承气汤条曰："若自下利者，脉当微厥。"后人均以"厥"系指四肢厥冷，至于厥脉之名则久被淹没。在描述生理脉象时，除沿用《内经》中的平脉名称外，还有调脉、和脉，与如经脉诸名，均很少为后人所援引。

在《伤寒论》正文之后，还附有平脉与辨脉两篇，后人均认为系王叔和增入，故对其中的高、章、纲、慄、卑、损、纵、横、顺、逆等诸脉，不作讨论。

至此，有关中医脉象的名称，基本上已经奠定，即源于《内经》者25种，源于《难经》者3种，源于仲景者2种，共为30种脉象。

> 脉学之源，起于《灵》《素》，词重形容，未臻巩固。
> 浮沉滑涩，大小虚实，长短紧弦，洪细微弱，
> 缓急数迟，动代结促，散脉廿五，精简所得。
> 难经所增，濡牢与伏，为革为芤，仲景所续。
> 一家一名，共有三十，脉学之基，后世之则。

二、西医辨脉的各种名称

西医在心血管机能的检查上，对于桡动脉的触诊也非常重视，和中医一样，也确定了很多名称。在这些被确定的名

称中，其中绝大部分不但其名称和中医的脉名相同，而且所代表的病理意义也大同小异。但在论脉的深度和广度上，则远远不能与中医相比，因此只能作为中医脉学的补充，而不是中医脉学的依据。当然在今天论脉时，其无疑也是不可缺少的参照系。

西医已经确定的各种脉名，及其与中医脉象近似之处，见"西医常用脉名和中医脉象参照表"。

西医说脉，远逊于中，难作依据，只可补充。

西医常用脉名和中医脉象参照表

西医各种脉名		形态	相当于中医的脉象
脉搏一般形态的名称	均脉 pulsus aegualis	心率每分钟72次以上，心动周期平均约为0.82秒，起伏和间隔几乎完全相等，即使有差别也不超过1/6秒，充实柔韧，秩序井然	平脉
	不均脉 pulsus inaegualis	如交替脉、不同脉、奇脉与复脉等均可包罗在内，节律不齐诸脉也可视为不均脉	
	整脉 pulsus reglaris	不论大小迟速，凡属节律整齐者，均可称之为整脉	
	不整脉 pulsus inreglaris	各种心律失常无节律脉的统称	促、结、代、散等脉
	间歇脉 intermittent pulse		

（续表）

西医各种脉名	形态	相当于中医的脉象
大脉 pulsus magnus	脉搏体积增大	大脉
小脉 pulsus parvus	相对于大脉而言	小脉
虚脉 pulsus vacnus	脉搏虚弱无力	虚脉
实脉 pulsus plenus	脉搏充实饱满	实脉
软脉 pulsus mollis	血管弹性良好，但充盈度不足	濡脉（软脉）、芤脉
硬脉 pulsus durus	血管僵直硬化，弹性减少	革脉（坚脉）
速脉 pulsus celer	心搏频率超过90次/分	数脉（疾脉）
频脉 pulsus frequens		
迟脉 pulsus tardus	心搏频率降至60次/分以下	迟脉（徐脉）
稀脉或徐脉 pulsus rarus		
水冲脉（water hammer pulse）或称水槌脉、促脉、高脉、滑脉、跳脉（bounding pulse），高度跳脉称柯氏脉（Corrigan's pulse）	脉波升降幅度增大，汹涌满指，有如水波冲击之感	洪脉

脉搏特有形态的名称

（续表）

西医各种脉名		形态	相当于中医的脉象
脉搏特有形态的名称	交替脉 pulsus alternans	脉搏频率规则，呈一个强的和一个弱的脉波交替出现	与仲景所谓之厥脉可能相近
	奇脉（吸停脉、逆脉）pulsus paradoxus	在深吸气时脉波可以消失	
	不同脉 pulsus differens	左右手脉波的强度和出现时间可能不一，但无频率上的差异	
	复脉 dicrotic pulse	脉波在下降的途中，又复有新的升起，好像是第二个脉波	
	低平脉 plateau pulse	脉波升降幅度减少，升起徐缓而降落亦延迟	

三、中西合流的各种脉象

无论中医还是西医，对于脉搏形态的论述，其见解和名称大体上是颇为一致的。在中医所列举的各种脉象之中，如浮、沉、长、短等脉，虽为临床所习见，但并未被西医所采用。而西医所列举的各种脉名，如交替、吸停、不同、重复与低平等脉，在临床上并非罕见，也未为中医所采用，这在今天论脉时都会失于偏颇。必须在中医论脉的基础上，结合西医学说，重新予以论证、补充和分类，充分吸取西医的养分，来充实中医脉学的成果，丰富中医脉学的内容，使中医脉学更合乎时代要求和富有时代气息。任何一门科学都是经过不断补充和发展而来的，不能沉湎于古人的陈章旧典之中而故步自封，因此理应把不同、吸停、重复和低平等四种脉象吸收过来，另外把交替脉合并在仲景的厥脉中一并叙述，而称为互脉。这不但是因为中西合流需要这样做，而且弥补古人的不足也应该这样做。

鉴于中医对脉象的取义都是用单一的形容字来称呼，因之把不同脉称为差脉，吸停脉与重复脉则沿用西医的原名，仍称为奇脉与复脉，低平脉则简称为低脉，以求统一。

中西结合，对照归纳，可见有35种脉象，供临床参考之用，连同生理的平脉，就成为36种脉象。

> 中西脉象，有异有同，同可合一，异须互通。
> 时至今日，难泥旧章，取长补短，今古相商。
> 交替归厥，不同称差，低奇与复，五脉新加。
> 生理脉一，病理三五，中西合流，三十六脉。

第二节

脉象分类的意义和历史

一、脉象分类的意义

事物的分类，就在于掌握事物的纲领，所谓提纲挈领和纲举目张，在各门科学以及日常生活中，都在广泛地应用着，在认识事物的属性上，起着极其重要的作用。在辨别和掌握脉象的形态时，脉象分类是一个极其重要的环节。

脉象形态改变的病理机制极为复杂和微妙。古人论脉重点在于指明脉象变化的一般性状，至于用以描述这些性状的语汇，并无明确的分类和固定的范畴。为了能阐明各种脉象的表现形式，根据脉象的相似之点，分为多个类型，使每个类型相对于其他类型都占有一个确定的体系和稳定的位置，让每一种脉象都有它严格的定义和清楚的形象，这是中医脉学的发展要求。比如说，弱脉自晋代王叔和氏而下，都是把它归在沉脉范围之内，而仲景在《伤寒论》中则说"得病六七日脉迟浮弱"，将弱脉与浮脉并论，可见古人所说的弱脉，乃是强弱之意，是指其有力无力而言，并不是如后人在分类后所划定的必须是沉而无力方可谓之弱脉。后人把滑脉归在数脉项下，但仲景在《金匮》上却说"下利脉迟而滑"，将其与迟脉并论，也是说明滑乃滑利之意，并不一定指频率增加。这都在说明古今论脉的差异和分类后各种脉象的确定形态。

　　脉象的产生，虽然都是由于血管的搏动，搏动停止脉象也就消失，但是要想从这种搏动着的血管上区别各种生理和病理的微细变化，就必须从它们的各种相同与不同之点来细心识别。清代李延昰在《审象论》中说："比类以晰其似，所以明相类之脉，比其类而合之，辨其异而分之，鲜不决之疑矣。"这就是前人对于脉象分类所作出的精辟见解。科学的脉象分类，正是要把它们各种不同的微细变化，根据其不同的属性，划分为各个相对稳定的体系，这样就可以从它们的错综复杂的变化中，从脉象的抽象概念进入到具体概念，为临床诊断和治疗指引具体方向。

古人论脉，语涉模棱，定义含混，要领难分。

同中求异，异中存同，以类归纳，成竹在胸。

二、脉象分类的历史

（一）上古分类法

脉象的分类，一般均认为并不出自上古时期的中医典籍如《内经》及《难经》诸书中，事实上在以上二书中却早已有了萌芽和端倪。不过未曾把它突显到重要的位置上来，因而被后人所忽视。如《素问·阴阳应象大论》上说："按尺寸观浮沉滑涩而知病所生以治。"可以认为浮沉滑涩是上古识别脉象的纲领，但是这种证据还是不充分的。再看《灵枢·邪气脏腑病形》中所说的，"调其脉之缓急大小滑涩而病变定矣"。这就是《内经》中对脉象提纲挈领的进一步证明。缓与急相对，大与小相对，滑与涩相对，把各种不同的脉象分为互相对立的三个对立面，认为脉象的变化虽多，都不能超出这六种形态之外。接着又着重而详尽地把缓急大小滑涩这六种脉象，分别用五脏的病变来说明，在心肺肝脾肾的五脏病变之中，各有缓甚、微缓、急甚、微急、大甚、微大、小甚、微小、滑甚、微滑、涩甚、微涩等太过与不及的相对变化，来推理一脏之中的12种病变（此处之微，乃是微甚之微的形容词，而不是微脉的专有名词）。这不但提纲挈领，而且纲举目张，能说上古的中医典籍中，没有脉象的分类法吗？

由此可见，"按尺寸观浮沉滑涩而知病所以治"和"调其脉之缓急大小滑涩而病变定矣"乃是中医脉象分类方法的鼻祖，而浮沉缓急大小滑涩这八种基本脉象，就是中医脉象的分类基石。后人的脉象分类方法虽各有发挥，但未能越出这一藩篱。虽然为后人的脉象分类方法所重视且极其常见的迟数二脉未被列入，但从缓与急这两种脉象的概念的内涵上来说，已有迟数之义在内。这足以证明在《内经》中不但早已有了脉象分类的提纲，而且这种提纲即使在今天，仍是有其意义的。

《难经》取材于《内经》，对于错综变幻的各种脉象，并未曾明确地提出过一种纲领性的认识，但在第十难中所列举的一脉十变的诊法，既可认为是《灵枢·邪气脏腑病形》五脏各有缓、急、大、小、滑、涩这种纲领性诊法的补充和发明，也可认为是以五脏的五种基本脉象为识别五脏发病关系的纲领性诊法的依据。也就是说，脉象的变化虽多，但是代表五脏的急、大、缓、涩、沉这五种脉象，可以认为是脏腑发病关系的基础。这五种脉象和缓、急、大、小、滑、涩一样，也可体现太过与不及这两种相对的关系，而在左右寸关尺一部之中分为十种变化。

不难看出，《内经》是以浮、沉、缓、急、大、小、滑、涩这八种基本脉象作为纲领，而《难经》则以急、大、缓、涩、沉这五种五脏的基本脉象作为纲领。这两种方法既可互相补充，也可互相印证，是并行不悖的上古认识脉象要领的重要方法。

（二）中古分类法

晋代王叔和氏的《脉经》是中古时期中医脉学上的一本专著。书中对其中所列的浮、芤、洪、滑、数、迟、弦、紧、沉、伏、牢、实、微、涩、细、软、虚、弱、散、缓、促、结、代、动等24种脉象的指下性状，虽指出它们互不相同的形态特征，但并未划出它们以类相从的分类范畴。将脉象的性状依类划分，以纲见目，当自宋人《脉诀》创立七表（浮、芤、滑、实、弦、紧、洪）、八里（微、沉、缓、涩、迟、伏、濡、弱）和九道（长、短、虚、促、结、代、牢、细、动）的名目开始的。此后元代滑伯仁氏又以浮、沉、迟、数、滑、涩为纲，除列举王氏所述之24脉外，又增入大、小、长、短、牢、急六脉，成为30脉。明代李时珍氏又减去大、小与急三脉，在《濒湖脉学》中只列出27种脉象，并未依类归纳。其后李中梓氏在《医宗必读》中则以浮、沉、迟、数为纲，以洪、虚、散、芤、微、濡、革七脉统束于浮脉之下，以伏、牢、实、弱、细五脉统束于沉脉之下，以缓、涩、结、代四脉统束于迟脉之下，以滑、紧、促、动四脉统束于数脉之下。至于长、短、弦三脉，因无法归纳，故另列于后，仍为27脉。李延昰则以表里寒热虚实之六种见症与浮、沉、迟、数、虚、实之六种脉象为纲，作为分类标准，认为"浮为在表，则散大而芤可类也；沉为在里，则细小而伏可类也。迟者为寒，则徐缓涩结之属可类也；数者为热，则洪滑疾促之属可类也。虚者为不足，则短濡微弱之属可类也。实者为有余，则弦紧动革之属可类也"。其他诸家虽各有他们的分类方法，但均以浮、沉、迟、数为基础，其所不同的无非是在大、小、长、短、虚、实、滑、涩等这几个方面。

（三）晚近分类法

晚近以来，对于脉象的分类方法，多主张以深度（浮或沉）、频率（数或迟）、幅度（大或小）、强度（虚或实）、节律（结或代）等作为分类标准，虽较之以往有所进步，但必须依照事物的概念和属性之间的基本关系，运用逻辑学的观点作为分类的准则，才能扼要而全面地概括出脉象变化的基本规律。特提出以下初步意见，以供参考。

脉象分类，肇自《内经》，细目未举，纲领早明。
浮沉缓急，大小滑涩，后说虽繁，此为基石。
急大与缓，涩沉五脉，五脏诸病，归其统束。
太过不及，一脉十变，五脉为纲，越人之见。
以纲见目，始自宋人，七表八里，九道相称。
自兹而后，说有专攻，浮沉迟数，众所推崇。
时至晚近，诸说纷起，求显反晦，顾此失彼。

三、脉象分类的准则

（一）必须明确脉象概念的定义和属性

脉学的研究对象就是脉象。要想使某一脉象概念同与之相类似的脉象概念不相混淆，揭示这一脉象的本质，首先就必须对这些脉象概念下好定义。下定义是一种逻辑推衍，根据这种逻辑推衍才能判明被下定义者的本质属性，同时把被下定义的对象同与之相似的对象区别开来。只有在这种互相区别的基础上才能进行分类。比如说，大与洪、小与细，就是因为它们之间的某些属性相同，造成在未曾有明确定义以前，就有人将大小二脉废除，这就是未曾把各种脉象之间的定义和属性明确划分进而作出区别的缘故。

按照逻辑关系讲，由某些属性所组成的某一脉象，属于抽象概念，形成某一脉象某些属性的病理基础，则是具体概念。

抽象概念所思考的不是该对象的本身，而是该对象的某些性质，或对象间的某种关系。例如，以濡脉来说，首先思考的不是产生濡脉的病理基础，而是浮小和无力之濡脉的几种属性，以及濡脉的这几种属性和其他脉象之间相同和不同的各种关系。具体概念，是对象的属性，所思考的就是该对象本身。例如通过濡脉的浮小和无力这几种属性所抽取出来的抽象概念，进而认识到形成濡脉这几种属性的病理基础乃是和营养不良、全身衰弱、心搏出量减少、血管紧张性降低和血压下降等因素有关，而且这些因素并不是孤立存在的，都处于逻辑联系之中。

对任何事物的分类方法，都是根据它们的相对的属性和近似的性质，加以划分和归纳的。这些属性和性质，常介于各个类型之间，因为概念的属性不是孤立存在的，而是由几个属性所组成的。同一对象，根据这一属性可以把它归纳到这一群，而根据另一属性，又可以把它归纳到另一群，所以在划分对象时，就可能产生各种困难。各种脉象都是一种综合的表现，脉象分类乃是一种人为的体系的划分，各类之间的界限，很难划分清楚。如濡脉，既可以"小"为根据进行划分，也可以"浮"为根据进行划分；牢脉，既可以"大"为根据进行划分，也可以"长"为根据进行划分，在孰轻孰重之间，很难强行规定。

体系须分，位置宜定，逻辑推衍，概念属性。

概念分类，必明定义，定义既明，属性自识。

（二）根据脉象的本质属性进行划分

科学的划分方法也是一种逻辑推衍。通过这种推衍，以概念的某一属性作为划分的根据，对概念进行分类，就可以阐明这一概念对象各方面之间的相互关系，从而把各对象和其他对象彼此相似或彼此有别之处揭示开来。以浮脉来说，不论它是浮而大，或是浮而小，是浮而有力，或是浮而无力，"浮"都是为这一群脉象所共有的本质属性，就可以根据以浮为特征的本质属性，阐明浮脉各方面之间的相互关系，运用分类的方法，把它们归纳在一个相对稳定的体系里。由划分所得到的各类，也叫作划分的子项，由子项可连续划分为各个亚类。脉象分类的划分，当然也要遵守这种规则，并必须作出如下的理解：

1. 根据划分的原则，作为划分根据的概念的某一属性，只有当它表现在不同形式中的时候，才可作为划分的根据，例如浮、芤、革、濡等脉，均有浮浅这一共同的属性，因此就可根据这一属性特征把它们联系在一起。至于其余的属性，虽然都是它们所不可缺少的组成部分，但从分类根据上说，是不能兼收并蓄的。

2. 虽然被划分的各个类，对于其他类都具有一个确定的体系和稳定的位置，但这种体系和位置都是人为的，只能有相对的稳定性，它们无时不处于逻辑的联系之中。

3. 不但被划分的各类保持着这种互相联系的逻辑关系，而且各个概念本身之间，更是处于互相联系的逻辑关系之中。以浮虚二脉为例，就很难强为分割。虚脉浮而无力，但浮脉本身究竟是浮而有力还是浮而无力？如果说浮脉之浮既不是有力，也不是无力，而是两者适得其中，而这种适中的标准又是什么？事实临床上也不易看到这种适中的浮脉，一般不是浮而有力就是浮而无力，不是浮而偏大就是浮而偏小，这就是它和以浮为特征的其他脉象之间的逻辑关系。

由此可见，脉象概念的全部属性，和作为划分根据的某一属性，它们之间根本不可能有一种绝对界限存在，它们的体系和位置都是相对的，只是在相对的稳定体系之中，有着它们各自确定的位置和内容。

事物属性，以类相从，相对稳定，体系沟通。

（三）形态和节律是脉象分类的主要依据

脉象变化的运动规律，不外是以形态和节律这两种基本方式来显示的。在形态方面来说，正常时是形态均匀，充实柔韧，在左右寸口六部之间，并无大小浮沉不相应称的情况。在节律方面来说，古人是用不疾不徐、来去安详和从容应手等来形容的。这是指搏动频率限制在一定范围之内，并保持一定的姿态神韵，表现出充沛的潜在力量，是生理脉象最基本最主要的本质属性。大小浮沉长短等等，都是形态的变化，也就是如古人所说的脉象的体状。偏快偏慢、快慢不齐或是在规则的频率之中出现间歇，都是属于节律的变化，也就是如古人所说的脉的至数。生理情况下乃是这种形态和节律能保持其定型的恒定关系，病理情况下就是定型关系的破坏，从而出现了形态和节律上的各种变异。由此可见，脉象形态与节律这两种基本动态，不但是心血管机能和血液动力学的生理基础，而且在病理情况下虽变化多端，也不能超出这两大基本范围以外。脉象基本表现的形态和节律这两大属性，既是辨明病理变化的主要方法，同时也是脉象划分的主要依据。

因此脉象划分的第一步，首先就是运用"二分法"，把它划分为互相排斥的两个类。在以形态变化为主的这一属性的一类中，把有节律改变的各种脉象排斥开；在以节律改变为主的另一类中，把有体状改变的各种脉象排斥开。这种根据形态与节律变化的划分法，是符合划分必须相应相称，必须按照一个根据来进行，划分的诸子项必须互相排斥这些逻辑规则的。

1.由形态改变所分出的亚类

脉象的形态变化虽多，但综合起来不外深浅、宽窄、强弱和伸缩这互相对应的四个方面，而这互相对应的四个方面又是错综交叉、互为条件和互为因果的辩证统一关系。脉象形态改变的基础，就是这四个对立面的相兼变化，在这些相兼变化中，抽取出它们的本质属性，作为形态改变的分类依据，从而把它们联系在一起，免于在纷然杂陈的脉象之中茫然无绪。在以深浅改变为主的这一类中，属于浅的以浮、芤、濡、革四脉为主，属于深的以沉、牢、弱、伏四脉为主。在以宽窄改变为主的这一类中，属于宽的以大、洪二脉为主，属于窄的以小、细二脉为主。在以强弱改变为主的这一类中，属于强的以滑、实二脉为主，属于弱的以虚、低、厥（互）、涩四脉为主。在以伸缩改变为主的这一类中，属于伸的以长、紧、弦三脉为主，属于缩的可以短、动二脉为主。由形态改变这一子项中所划出来的互相对应的四个亚类，共23种脉象。

2.由节律改变所分出的亚类

心跳的节律乃是包括频率而言，并不单是在节律不齐时才称之为节律的改变。比如频率加快就是节律偏快，反之就是偏慢。因此把脉搏快慢的频率转换，归之于节律改变之内，并把它划分为一个亚类，这是很自然的。属于这一方面的计有数、急、缓、迟四脉。脉搏凌乱不齐，或是出现中断和间歇，乃是一种显著的节律改变，在这方面中医早有对促、结、代、散、微五脉的认识。在出现奇脉时，心搏虽未停止，而脉搏却不能触知，当然也是节律改变。差脉和复脉，前者是两侧桡动脉发生大小强弱或先后的差异，后者则不仅频率有所增加，而且脉波也有重复，这两种脉象，当然也属节律改变的范畴。由节律改变这一子项中所划分出的各个亚类，共有 12 种脉象。

以脉象形态与节律变化这两大基本属性作为划分的依据，是作为分类基础、划分规则的一种逻辑推衍方法，不能也不允许割裂了它们之间的辩证统一和互为依存的密切关系。形态和节律的变化，不但可以同时并存，而且也可以互相转换。比如形态改变的大、小、浮、沉、虚、实、长、短之间，可以同时出现偏快偏慢和间歇等各种节律不齐；同样在节律不齐中，也会出现形态的改变。不但是这两大子项之间存在着互相沟通和联系，而且由这两大子项所划分出来的各个亚类，也都处于互相沟通和联系之中。所有这些，乃是生理病理的各种变化在其运动过程中的动态表现，而划分后各个体系的辩证关系，是不可能用凝固的思想方法来对待的。

> 脉象划分，两大子项，形态节律，互相转换。
> 形态停匀，充实柔韧，不浮不沉，六部相等。
> 节律得宜，春风舞柳，不疾不徐，从容应手。

形态改变，不出四则，深浅宽窄，强弱伸缩。

浅即偏浮，浮芤濡革；深即偏沉，沉牢弱伏；

宽即偏大，大脉与洪；窄即偏小，小细不同；

强则有力，曰滑曰实；弱则无力，虚低互涩；

伸是延长，长紧与弦；缩是蜷短，短动相连。

形态既明，节律须别，频率转换，不齐间歇。

频率转换，偏快偏慢，数急缓迟，四脉可证。

间歇中断，奇代结促，凌乱不齐，散微差复。

形态节律，虽属两途，辨证统一，互为依扶。

可以并存，可以互换，错综交叉，动态表现。

新拟脉象分类表

子项	分类依据	亚类	脉名
形态改变	深浅有别	偏浅	浮脉、芤脉、濡脉、革脉
		偏深	沉脉、牢脉、弱脉、伏脉
	宽窄悬殊	偏宽	大脉、洪脉
		偏窄	小脉、细脉
	强弱相异	偏强	滑脉、实脉
		偏弱	虚脉、低脉、互脉、涩脉
	伸缩不等	偏伸	长脉、紧脉、弦脉
		偏缩	短脉、动脉
节律改变	频率转换	偏快	数脉、急脉
		偏慢	缓脉、迟脉
	至数参差	间歇	奇脉、代脉、结脉、促脉
		不齐	散脉、微脉、差脉、复脉

第三节

复合脉象的内在条件和病理意义

脉搏的形态与节律，根据其外在表现和特征，虽可用互相对应的方法，连同生理的平脉分为 36 种脉象，但各种脉象之间的内在联系和病理基础是不可强为分割的。脉象不论形态还是节律的改变，其表现都是复合性的，而以单一状态，即以一种特征独立存在所谓单至脉者极少。比如以浮脉来说，不是浮而有力，就是浮而无力；不是浮而大，就是浮而小；不是浮而数，就是浮而迟。徐灵胎氏把两种以上同时出现的脉形称为复合脉。如浮与数、沉与伏等称为二合脉；浮数而虚称为三合脉；浮数滑实称为四合脉等。这些兼见的脉象，在某种程度上可以相等于其所反应的病理之总和的，如浮为风，数为热，浮数兼见，便为风热之类等。在这些方面古人是这样举例告诉我们的：

> 一脉一形，各有主病，数候相兼，则见诸症。
> 浮数风热，浮迟风寒，浮洪虚火，浮微劳极。
> 浮濡阴虚，浮滑痰热，浮虚伤暑，浮散虚剧。
> 风伤于卫，浮缓有汗，寒伤于营，浮紧无汗。
> 沉迟积冷，沉实热伏，沉紧冷痛，沉缓水蓄。

沉弱阴虚，沉细湿痹，沉伏吐利，沉滑宿食。

缓大者风，缓细者湿，缓涩血少，缓滑血热。

实大气盛，沉小气衰，滑长血旺，涩短血枯。

在这些同一时间和条件下所出现的相合相兼的脉象里，虽大多是由两种以上的病理基础所共同组成的，但这些病理变化不但同时并存，而且彼此互相影响。比如脉大而实，大为心功能亢进，实为气血有余，因此大和实是互为条件的，而实大相连就为气血有余，邪正相搏之象。又如脉小而沉，小为心力衰微，沉为气机不畅，沉小相兼，这又是互为因果的。在这些情况下，我们必须理解成：

外形可分，内因难割，同气连枝，交叉复合。

有些前人在这些方面似乎未曾深究，以致在叙述复合脉象时，常把两种相反的脉形混合在一起描述，后人也未加以深辨，因而以讹传讹。这是对于脉象的病理基础和确定的形态，缺乏明确认知的缘故。例如东垣在医李正臣夫人病案中说："脉象弦洪缓相合。"王孟英春温热闭案用下法条说："其脉弦大而缓。"暑温条说："其脉弦洪豁大。"这些例证是很多的，不必详为列举。但这些认识是错误的，必须予以纠正。在中医传统脉学理论中，古人描述洪脉的形态，一则曰波涛汹涌，再则曰指下极大。描述弦脉时，一则曰绰绰如按琴瑟弦，再则曰端直而长，挺然指下。既然波涛汹涌，就不能同时端直而长，既然如按琴瑟弦，就不能同时指下极大。曰弦就必然是形体端直，轮廓清楚，曰洪豁大就必然是体积宽纵，边缘不清。试问这两种矛盾的形象能在同一时间、同一条件和同一部位出现吗？从现代医学观点来看，弦与洪这两种脉象反映的是截然相反的病理情况，洪脉是由于心功能亢进，输出量增加，末梢血管扩张，阻力降低，故桡动脉宽大而搏动强烈。弦脉是由于心输出量正常或不足，小血管紧张收缩，阻力增强，故桡动脉狭长而端直。这决不是凭空在否定前人的认识，是有着颠扑不破的科学根据的。

我们在描述复合脉形时，既不能杂乱无章、牵强拼凑，也不能词意含混、支离破碎，一定要从各种脉象之间的互为条件和互为因果的内在联系出发，用科学的语言、简练的文字进行描述，更好地运用分类后的脉象，认真地确定各种病理脉象的复合形态，这不但使别人明白易懂，而且也体现了自己的学养。再举几例词意含混的脉象，以见其余。

仲景在《金匮要略》中说："下利寸脉反浮数，尺中自涩者必清脓血。"这种措词会给人以在两手六部或一手三部之中，能有两种不同频率的印象。《时病论》中伏暑过服辛温改用辛凉而愈案云："脉象举取滑而有力，沉取数甚。"《全国名医验案类编》何拯华医案温燥伤肺条也说："脉右浮数，左弦涩。"这些都是犯了自相矛盾的毛病。左右手的脉搏可能先后不一，强弱不等，或是有一手有脉，一手无脉等改变，但决无频率上的明显差异，即决不能一手或某一部见迟，而另一手或另一部则见数，或是浮取不数而沉取则甚数，除非有两个心脏在分别跳动才会如此。"举取滑而有力""左脉涩弱""左弦涩"，其数不数不可知，而"沉取数甚""右脉小数"和"右脉浮数"则数脉已经确定。这就给人以一种左右浮沉脉率可以不一的强烈印象，是会使人发生迷惑的。这就叫做：

洪弦共见，迟数同时，堆砌拼凑，误世招讥。

第四节

对脉象示意图的说明

中医脉学本来就是一种凭借指尖的灵敏触觉与深邃的心灵，两者相结合而成的经验科学。脉象的形象表现既寓存于迹象之中又超出于迹象之外，既可用语言文字来形容，又不是语言文字所尽能描绘。所以古人常说"只可意会，不可言传"，就是这个道理。

古人早就试图应用图解的方法来描绘脉象的形态，以此作为语言文字之外的另一种辨脉方式。但由于历史条件的限制，对于心血管系统的机能及其他方面未曾有详细的了解，因而求显反晦，反招诟病。如清代李延昰在《审象论》中说："……若不揣者乃妄图形象，弄巧成拙，最为可笑，夫脉理渊微，须心领神会，未可以言求，而可以图示乎？！如脉之浮沉大小长短弦细，犹可图也。如迟数结代亦何从描画乎！欲学岐黄精蕴，而为纸上筌蹄，是又执形象而趋于愚妄者矣！"可见用图解来说明脉象，是十分不易的。近人也曾著有脉象图解，主要还是偏重于想在脉象的形态上作描绘，即尽量在脉象的表象上下功夫，对于每一脉象的实质即每一脉象的病理基础，则根本未曾接触到。同样是在走求显反晦的老路。

为了能把以往空洞虚无的论脉方式矫正过来，进一步探明每一脉象的病理机制，特运用西医学说，在每一脉象之下增附其相关病理因素示意图解（见下节）。这虽然离揭示其真正机制距离尚远，但是作为表现这些机制的一部分内容与粗浅形式，或许有可供参证之处。这仅仅是着重于心血管系统的探讨，至于与全身其他系统特别是与神经系统的相互关系及连锁环节，则未曾涉及，因此这种图解只是作为一种引玉之砖而已。

辨脉审因，心领神会，妄图形象，反趋愚昧。

愚者千虑，一得可贵，脉理新图，避免空匮。

第五节

脉象形态改变的病理基础

一、浮脉

（一）浮脉的形性

脉体浮浅明显，重按消失，不见于沉分者，称为浮脉。

浮浅明显是浮脉的本质属性，重按消失即沉取不见，是浮脉的非本质属性。古人用如水漂木来形容浮脉的体状，是喻其虽按之使沉，然随手而起。浮脉和大小虚实等脉象一样，可两手寸口六部皆浮，亦可一部独浮。很少单独存在，都是和其他脉象处于逻辑联系之中。

　　浮脉浮浅，如水漂木，轻取应手，重按难触。

（二）浮脉的病理

　　生理的浮脉，古人认为是在时应秋，在人应肺，在这方面并无明确的佐证，存参可耳。病理的浮脉主要是主表主风，这是由于外界气候变化，刺激机体肤表所发生的全身性反应。人体的汗腺居于真皮之下而开口于表皮，风邪窜透，无孔不入，所以最易趁汗腺开张之际乘虚入侵。刺激体表感受器，以反射方式使小血管紧张性升高，汗腺收缩，影响汗腺对体温及水分之调节，形成风寒外束，发生头痛、发热、鼻塞不通和不出汗等症状。此时机体机能也开始兴奋，发生一系列适应性代偿反应，如体温升高、血液循环加速，尤以在体温升高生物物理的作用下，更会使心搏加强，外周血管阻力减低，毛细血管由紧张而趋向扩张，肌肉及腠理弛缓，血液也重新分配，皮肤血流量增加，促使汗腺机能恢复，因而桡动脉的搏动就更为浮浅易触。此多见于热性传染病发热之初和新病轻病机体反应机能良好者。这乃是脉浮主表和浮而有力多风热的客观依据。外感是浮脉的病理基础之一，这时由鼻塞而转为多涕，正是小血管扩张、通透性增加的结果。因此浮脉的形成更是和外周血管扩张有关。

元代王履曰："夫温病热病之脉，多在肌肉之分而不甚浮，且右手反盛于左手者，诚由怫热在内故也。其或左手盛或浮者，必有重感之风寒，否则非温病热病，自是暴感风寒之病耳。"这对于区分热性传染病之脉浮与外感风寒之脉浮，具有一定的参证作用。

脉象的浮沉和证候的表里相应，如果单从这种特殊的联系出发，从而推出一般性的结论，这就犯了以偏概全的逻辑错误，把某些特殊事物的属性误作为某类事物的属性。浮脉不但能主表证，而且也能主里证，这主要是根据它的太过和不及以及出现在寸关尺的部位来区分的。《素问·玉机真脏论》曰："其气来轻虚以浮，来急去散，故曰浮。反此者病。帝曰：何如而反？……其气来毛而微，此谓不及，病在中……"这是说生理的浮脉是浮而轻虚，其来也稍急，其去也略散。如果浮而太过，脉来中央坚实，边缘虚匮者，这就是在外的表证。如果浮而不及，兼见虚弱短小，就是在内的里证。

《金匮要略·血痹虚劳脉证并治》曰："脉浮者里虚也。"《金匮要略·中风历节脉证并治》说："浮则为虚。"李时珍说："无力而浮是血虚。"又说："浮者血虚。"李延昰说："凡阴虚者脉必浮而无力，因真阴脱于下而孤阳浮于上，是浮不可以概言表矣。"这乃是说外有余者内必不足，病久体虚，或有其他慢性消耗性疾病，元气削弱不能卫外而为固。神经张力不稳，全身肌肉弛缓，血管紧张性低落，体温易于波动，呼吸及血液循环也相应地增速，汗腺易于扩张，而有卫气不固，虚阳外浮的见症。此时桡动脉的搏动就自然易于触得，除脉象浮而无力外，还应有其他虚候，因此不可概作外感论治。

《金匮要略·脏腑经络先后病脉证》说："病人脉浮者在前，其病在表，浮者在后，其病在里，腰痛背强不能行，必短气而极也。"所谓浮者在前，即病人之脉浮见于关前寸部，其病在表；如脉浮见于关后尺部，其病即在里。尺主肾脉，所以有腰脊强痛不能行和短气（肾不纳气）等感觉。李濒湖浮脉主病诗说"尺中溲便不流通"，也是这个意思。又李延昰曰："浮数理应发热，其不发热而反恶寒者，若有一定不移之病处，痈疽之兆也。"这也是脉证相参的经验之谈。

由此可见，浮脉虽能主表，但如浮而无力就构成了虚脉的形态，这就能和里证相应。因此必须根据它出现在寸关尺不同的部位、有力或无力、病程的久暂、发热和不发热等全身情况来互相参证，决不能一概而论。

脉浮主表，体轻像风，亦能主里，不足于中。
表为外因，里属内怯，太过不及，前后有别。

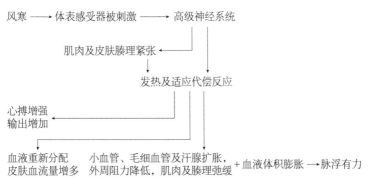

浮脉病理（主表）相关因素示意图

二、芤脉

（一）芤脉的形性

脉体浮浅，柔软无力，重按即有空匮不足之感，节律正常或稍增，不见于沉分者，称为芤脉。

脉体浮浅，空匮不足，是芤脉的本质属性。柔软无力，节律正常或稍增，沉取消失，是芤脉的非本质属性。芤，草名，其茎中空，在按脉时虽可清晰触知桡动脉管壁的性状，但血管内的充实度欠佳，重按即有空匮之感，似用手按压葱管，故古人即用芤来形容这种脉象。由于芤脉轻取轮廓依然，重按即显空匮，所以必然与浮虚二脉兼见。《脉经》谓："芤脉浮大而软，按之中央空，两边实。"李时珍说："中空傍实乃为芤。"又说："芤脉中空有两边。"李言闻说："有边无中，其名曰芤。"对芤脉体状的这种描述，可能是出于措词上的方便，并未严格地刻画出外柔软而内空匮的芤脉的形态，稍有些言不达意。但由此招来了后人对这方面的误解，把"中空有两边"解释为左右两条或是上下两片。对此早已有人提出过正确的见解，例如顾士澄说"浮中沉相去无几，岂有浮候实，沉候实，而中候独见其芤者乎"。可是造成的误解直到晚近还未得纠正，实为遗憾。

寸口三部，本来就是浑然一体，既不能分为左右两条，更不能劈成上下两片，归根到底还是以中空外实状如葱管这一形容为恰当。所谓"中空"乃是用相对和比较的观点对"外实"来作说明的，也就是中虚外实的意思。如果把它绝对化，那就不恰当了。空是空匮，即感到有不足的现象；实是轮廓清晰，即易于察觉的意思。为什么能有这种外清晰而内不足的现象呢？这是由它的病理机制所决定的。

芤脉之形，柔韧中空，浮虚兼见，状类慈葱。

（二）芤脉的病理

在生理情况下，正常的脉搏既要外形舒畅柔和，更要内容充实饱满。属于外形的是由血管壁的机能所决定的，属于内容的是由血液的质和量以及血液的流动状况所决定的。两者都决定于机体的整体作用，但在特定范围内又各有它们特定的性状。就是说在某一病理过程中，外形与内容有其各自的生理机能和病理表现。在创伤、手术或内脏大量出血之后，以及新产出血过多时，血液损失过多，循环血容量骤然减少，流经全身各个主要脏器的血流量即大为减少，内脏的感受器向中枢神经系统发出冲动，反射性地发挥适应性代偿和调节机制，在全身其他体液中移借水分入血，以维持循环血容量在一个有限度的水平上。此时血液在量的方面虽然临时得到补充，但在质的方面就显然不足。由于血浆胶体物（主要为蛋白质）和血细胞减少，血液的滞性和比重相应地减低，而被稀释的血液对血管壁的由分子运动所产生的压强也就降低，故在按脉时，虽能触知血管壁的柔韧性状，但略行重按即有空匮之感，这就是在大出血之初期常能出现芤脉的病理机制和由此机制所形成的血管形态。由此可见，古人对芤脉的形容是极其恰当的，而所代表的病理意义，又极其真实。

由于芤脉的病理基础主要是由于血液质的亏损和量的不足而来，所以芤脉不但能出现于大出血之初期，在严重贫血时亦可见之，但以急性失血后为明显。芤脉亦主男子失精与女子梦交，可能是与血液的质量不足，因而相应地出现全身衰弱和精神不宁等有关。

还有一点应该说明，即芤脉用于左右寸口分候脏腑的诊法是行不通的。虽然李时珍的芤脉主病诗是从寸关尺三部与上中下三焦的失血病变相应而立论的（寸芤失血在于胸，关内逢芤肠胃痈，尺部见之多下血，赤淋红痢漏崩中），但这其实是受到了他全篇体例的影响，他不但把芤脉斩为三段，就是迟数二脉，也是被劈为三截的。这混乱的情况必须分辨清楚。血液循环的流域虽有上中下三焦之分，但它自身乃是一种严密的管道，焉有上焦失血而芤脉仅见于寸，下焦失血而芤脉仅限于尺之理。在学习时，千万不要为这种机械观点所拘泥。

芤主失血，体液移充，血量亏损，血管疏松，

金疮吐衄，胎产漏崩，高度贫血，理可相通。

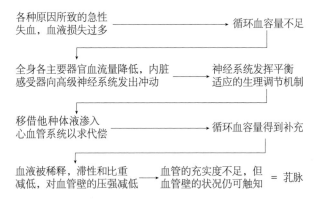

芤脉病理相关因素示意图

三、濡 脉

（一）濡脉的形性

脉体浮浅，低小无力，轻按即可消失，但轮廓尚能保持清晰，不见于沉分者，称为濡脉。

脉体浮浅，低小无力，轻按即可消失，是濡脉的本质属性。轮廓尚能保持清晰，不见于沉分，是濡脉的非本质属性。古人用水上浮沤（水面上的气泡）来形容它的体状，言其应指极易破灭也。濡脉始见于《难经》，与《内经》之软脉颇为近似，与西医的软脉也有相通之处。

濡脉浮浅，低小无力，水上浮沤，象其踪迹。

（二）濡脉的病理

凡是机能不足的各种阴脉，其形成的机理，大多与全身机能低落，血液的质或量降低，代偿机能失调，心搏输出量减少，血管充盈不良等因素有关。只不过在其他附加因素和机体的反应状况上有所区别。西医认为软脉代表着血管的低紧张度，即脉压愈低，其脉愈软，脉压愈高，其脉愈硬，这与上述因素也有密切关系。因之濡脉的形成与慢性消耗和营养不良所致的循环机能不全有关，常与头晕目眩、心悸气促、消化障碍、便溏泄泻、遗精早泄、腰脚乏力、骨蒸发热、自汗盗汗等症状相应。骨髓乃是血细胞生成的主要基地，血少与骨髓机能不全自有密切联系，因之濡脉主精伤髓涸也就有其理由。消化机能因血运不足而减退，此时出现濡脉，也是可以理解的。古人谓濡脉又与湿证相应，这当是在营养不良或慢性衰竭时，由于血浆蛋白亏损，形成低蛋白性水肿造成的。

　　濡脉主虚，气衰血少，代偿不良，脉压低小。
　　营养障碍，慢性衰竭，浮肿骨蒸，遗精早泄。

营养不良，全身衰弱 → 贫血及血浆蛋白过低，皮下脂肪亏损（腠理疏豁）→ 代偿不良，心搏输出量减少＋血管紧张性降低 → 血压下降

脉搏浮小无力＝濡脉

濡脉病理相关因素示意图

四、革 脉

（一）革脉的形性

　　脉体浮浅僵硬，长大绷急，外见有余，内呈空匮，有如鼓之皮革，沉取消失者，称为革脉。

　　僵硬绷急，外实内空，是革脉的本质属性。浮浅长大，沉取消失，是革脉的非本质属性。仲景形容革脉的体状是"脉弦而大"，此处之弦，只能理解为绷急紧张，而不是端直细长，因为状如琴瑟弦之弦脉，是不能和宽大满指的大脉同时并存的。清代蒋示吉对革脉的体状又有这样的解说，"脉洪有力，重按则空曰革"，也可互证。

　　革如按鼓，中空外急，浮浅僵硬，长大有力。

（二）革脉的病理

　　仲景说革为虚寒相搏之候，主妇人半产漏下，男子亡血

失精。虚是指其空匮，寒是状其坚实，外坚实而内空匮，象征着血管硬化、血液亏损，而半产漏下和亡血失精等症也就随之而来。

蒋示吉也说，革"为里虚表实之候，主实热在外，主伤寒一二日表症壮热无汗，皮肤尽疼"。并认为左寸脉革头痛目赤烦躁，右寸脉革咳嗽声嘎，左关脉革善怒呕血，右关脉革嘈杂善饥，尺革梦遗失精，二便涩滞。存参可耳。

西医的硬脉亦称刚脉，代表血管紧张度增高，主要见于动脉硬化，正常时用手指紧压近心端（尺部）的血管壁，将血流阻断，远心端的手指（寸及关部）将扪不着动脉管壁。在动脉硬化时，则可感知指下的硬度增加，管壁在指下滚动，动脉壁增厚弯曲，有珠状的钙质沉着。这种形态与病理基础，与革脉是否有其相同之处，留待商讨。

革主劳损，里虚表实，男子失精，女人漏下。

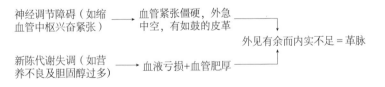

革脉病理相关因素示意图

五、沉 脉

（一）沉脉的形性

脉体深沉，轻触不得，重按方见，不见于浮分者，称为沉脉。

脉体深沉是沉脉的本质属性，轻触不得，重按方见，是沉脉的非本质属性。沉脉古人亦称石脉或营脉。称石者言脉体之形态犹如石之沉没于水底也。称营者言其居处周密，难以轻率外露也，与营卫之营有别。两者皆象征脉体沉处于筋肉之间，轻取无有，重按乃得之意。但过于重按时，如将桡动脉血流阻断，又可使脉搏完全消失。故必须灵活运指，由轻至重，或轻重交替，方可易于确定。

沉脉深沉，轻取难得，如石沉水，过重则失。

（二）沉脉的病理

生理的沉脉古人有在时应冬、在脏应肾之说。病理的沉脉有如下几个方面：

1. 机体机能衰竭

标志着病势深沉，邪盛正衰，新陈代谢降低，全身机能低落。尤其是血液循环机能的低落，心脏收缩力减低，输出量减少，血管不能充分被鼓起，故脉现沉象。沉脉如与细小短弱等诸种阴脉同时出现，就更是提示病理刺激是强大而持续的，机体的机能是衰竭而不足的，是病久、病重、病势深化和进展的象征，是全身机能低落的说明。

2. 机体机能抑制

病理的刺激强大，机体的机能处于一种被抑制的状态时，自会出现沉脉。所谓沉则为气（古人曾有"下手脉沉，便知是气"之说）和沉主六郁（兼滑痰郁、兼数火郁、兼细湿郁、兼涩血郁、兼沉而无力气郁、兼人迎平和气口沉紧食郁），正是说明这种情况。脉沉为实、为积、为癥瘕，也当与机能抑制有关。

机能被抑制的另外一个重要情况，就是寒冷对机体的抑制作用，这是脉沉主寒的依据。寒有内外之别：外寒，即外界气候寒冷对人体的影响；内寒，即机体的机能衰惫或由热源不足所产生的症状。沉脉既可与外寒相应，也可与内寒相应。与内寒相应的道理，就是机体机能低落、脉沉主里的依据。与外寒相应的道理，就是沉脉不但能主里，而且还能主表。李延昰曰："沉为里矣，而凡表邪初感之盛者，阴寒客于皮毛，阳气不得外达，则脉必先沉紧。"当机体防御机能低下，被寒冷侵袭之初，机体各项机能均受其影响而发生不同程度的抑制状态，此时皮肤、汗腺、肌肉及血管均将因寒冷的刺激而收缩紧张，尽量减少身体表面的散热，以求适应和平衡，因而心搏减慢减弱，同时血液分子间引力加大，体积缩小，桡动脉的搏动就更加隐伏退缩而脉现沉候。这就是中医寒主收引的理论依据。必须注意此时之脉沉，只是机能受抑，而不是机能衰竭。待到全身机能开始兴奋，循环机能的抑制被解脱，脉就不再见沉象，而向着浮的方向发展了，因此脉沉大体上虽是主寒主里，但也可以认为是主热主表。因为寒邪袭人是从表而入，风寒外束，机体的兴奋作用被寒冷所抑制，而阳为阴遏时，必将发生火邪内郁的里热实证、脉现沉紧牢实等象，如系机能衰竭、阳气不足之虚寒，脉方沉迟无力。沉主厥逆，也是机体的机能被抑，产生急性循环衰竭而来的。

3.体内有液体潴留

"沉主水蓄"，则是体内有液体潴留，皮下组织肿胀，故脉被隐藏，而不显露，再则也和体内有液体潴留时，全身的血量相应地有所增加，因而与心脏的负荷加重、机能不全有关。"沉主停饮"和《脉经》所说的"沉而弦者，悬饮内痛"，当与胸腔积水时大血管受压有关。

4.循环血容量减少

"沉主洞泄"和《难经》所说的"脉沉细者腹中痛"，是因受寒冷的刺激，肠蠕动增加，发生腹痛和洞泄。和霍乱一样，由于体液随大便丢失太多，全身血容量相应地减少，滞性增加，因而发生循环衰竭，同时还与机能被抑制及内脏淤血等有关。

> 脉沉主里，为寒为郁，全身衰惫，血量不足。
> 亦能主表，气机阻抑，寒主收引，阳为阴遏。
> 皮下水肿，停饮潴留，体液走失，血液浓缩。

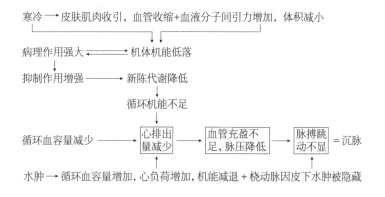

沉脉病理相关因素示意图

六、牢 脉

（一）牢脉的形性

脉体居于沉分之间，实大长硬，轻取不见，重按不移，频率正常或稍减者，称为牢脉。

脉体沉伏，实大长硬，重按不移，是牢脉的本质属性；轻取不见，频率正常或稍减，是牢脉的非本质属性。牢有牢固之义，喻其不易因压力之增减而改变其体状。牢在沉分，革在浮分，二脉有互相对待之义。

牢在沉分，长大僵直，浮中二候，了不可得。

（二）牢脉的病理

牢属阴寒内滞，坚积固着之象，虚症不常见，多在肌肉收引、神经紧张的情况下发生，包括癥瘕和积聚。中医所谓之癥瘕，即癥者真也，积聚之有形不散者属之；瘕者假也，积聚之时隐时现者属之。按照这种说法，瘕之为病可能和内脏的机能性痉挛相近，癥之为病和内脏组织或器官发生增殖肥大或新生物类似。但是新生物和增殖性病变，只要不牵涉心血管系统，脉搏是不会有改变的。如果内脏发生机能性痉挛时，牢脉的出现，完全是可以说得通的。因为当局部某一器官或组织出现痉挛时，则全身的肌肉神经均将受到影响而发生紧张，此时心脏必须付出更大的推挤力量以应付这种非常的局面。由于肌肉、神经及血管过度紧张，故脉有沉紧之象；心脏的推挤力量加强，所以脉搏就长而实大。失其本来的舒畅柔和体状而构成牢脉的形态。肌肉或其他组织的痉挛拘急，在寒冷时实为多见，牢主寒实收引之病，就更有进一步的理由。牢脉如见于失血阴虚等症，便是危重的脉候。

牢脉主寒主积，但也有人认为是实热在内的脉象，如蒋示吉说："牢为表虚里实之候，主实热在内，主伤寒热邪传里，大便燥结，主骨间疼痛。"

牢主收引，痉挛拘急，气滞寒凝，阳热不化。

神经紧张，心缩有力，为积为瘕，均归内实。

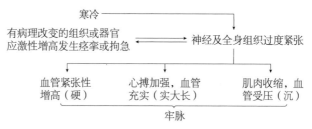

牢脉病理相关因素示意图

七、弱 脉

（一）弱脉的形性

脉体偏沉，弱小无力，但轮廓尚能保持清晰，不见于浮分者，称为弱脉。

沉小软弱，是弱脉的本质属性；形体不充，浮取不见，是弱脉的非本质属性。古人所称的弱脉，显然是指脉来之有力无力而言，并不一定是指细小无力居于沉分者才能叫作弱脉，因此广义地说，举凡虚、细、小、散、涩、微、濡等形体不足的脉象，都有弱脉的形态。尤其是弱脉和濡脉，虽然有沉小无力为弱，浮小无力为濡的区别，但两者的病理基础，却无显著的差异。狭义的则不妨从后世之说，即沉小无力为弱是也。

　　弱脉之义，主在无力，体小位沉，后人立说。

（二）弱脉的病理

　　弱脉并不完全具有病理作用，尤以广义的弱脉更是如此。在生理情况下也常有出现。如《素问·玉机真脏论》说"脉弱以滑是有胃气"即是证明。病理弱脉的成因，主要是血液亏损（质的降低或是量的不足），心肌收缩无力，每搏输出量不足（心肌炎、心肌梗死以及因营养不良所致的心肌水肿和变性等），血压降低所致。古人说，弱主阴虚阳衰之病，阴虚就是血不足（《金匮要略》之"弱为血不足"），阳衰就是气不充。血不足所以就会发热（西医称为贫血热，中医称为血虚身热），气不充所以就会恶寒。"阴虚生内热，阳虚生外寒"，这是中医传统的理论。至于弱脉主易出汗、心神不宁、肌肉易抽搐和骨骼缺乏支撑力等，都是血少气衰、全身衰弱的相应表现，《金匮要略》所说的"弱即主筋"和"弱即为肝"，可能就是这个道理。

　　此外当动脉壁失去弹性后，管壁变硬，振动幅度变小，强力之脉搏亦可变为弱脉样。这种弱脉是相对于强脉而言，并不是中医所指的弱脉，如按脉与听心同时进行，则这两种情况极易作出区分。

　　脉弱血亏，心缩减弱，营养不良，机能低落。

阴虚阳衰，恶寒发热，多汗多惊，骨瘘筋急。

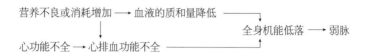

弱脉病理相关因素示意图

八、伏　脉

（一）伏脉的形性

脉体沉伏细小，似有似无，比沉更甚，重按始可察觉者，称为伏脉。

沉伏如无，比沉更甚，是伏脉的本质属性；低小无力，是伏脉的非本质属性。伏乃隐伏之意，必须重按方能察觉，故有伏名。脉伏时不但脉搏的体积缩小，而且升降幅度也极小，如不细心搜寻，可被误为无脉。

伏乃沉伏，隐隐约约，低小无力，细心捕捉。

（二）伏脉的病理

伏脉乃是急性循环衰竭的一种表现，有阴阳单双之别。一手脉伏曰单伏，两手脉伏曰双伏。凡是邪气遏制正气，正气不得通行而脉伏者为阳伏，这意味着机体的机能并未衰竭，只因病理的抑制作用太强，超过了生理极限所致。夹阴伤寒，先有伏阴在内，人感寒邪，因而阴盛阳衰，四肢厥逆，乃为阴伏，这是机体的机能本已衰竭，又复遭受病理作用强烈的抑制所致。

脉伏主寒、主痛、主水、主霍乱、主癥瘕、主饮食不消等病症，将汗之时亦能出现伏脉，可由下述条件和因素引起。

寒冷时的脉伏，可能是由于中枢循环和周围循环同时遭受强烈的刺激，循环机能紊乱，血液分布状况出现显著的差别所致。身体表面的小血管在寒冷作用下显著收缩，血流减慢，皮肤出现苍白或青紫，心脏的窦房结亦因寒冷的作用而兴奋性降低，排血量不足。在此双重情况下，血液可能在腹腔及周身静脉系统中潴留，动脉系统中血量不足，因而出现伏脉。

剧痛时的脉伏，是循环中枢特别是血管运动中枢发生急性功能不全、血管扩张、血压降低、回心血量减少、心排出量减少所致。这和休克时的脉搏改变，当是相同的情形。

脉伏主水，是全身水肿，皮下组织被液体所充盈，因而身体的浅表动脉不能如常易于显露的缘故。同时也与循环血容量随体液之增加而加大，心负荷增加，因而机能不全有关。

霍乱与剧烈吐泻时的脉伏，一方面是与体液损失过多，血量减少，滞性增加所造成的循环机能衰竭有关；另一方面也可能与心血管系统内的压力感受器生理性反射发生改变有关。

癥瘕时的脉伏，与形成牢脉的机理当有其相同之处，也可能是因脏器的痉挛，反射性地使循环机能遭受强烈的抑制。

脉伏能与饮食不消相应，一则当然是因循环机能衰竭，火不生土，胃肠功能降低，故而食入不消。再则也可因胃肠内容物积滞，刺激迷走神经末梢，使血管紧张度及心脏收缩力均减弱所造成。

在伤寒症将要出汗的时候，也能出现伏脉。李延昰曰："在

《伤寒论》中以一手脉伏为单伏，两手脉伏曰双伏，不可以阳证见阴脉为例也，火邪内郁不得发越，乃阳极似阴。故脉伏者，必有大汗而解，正如久旱将雨，必先六合阴晦，一回雨后，庶物咸苏也。"李时珍伏脉诗也说，"伤寒欲汗阳将解"。《伤寒秘要》（高邮辛氏家传本）云："一手之脉倏然无，病名单伏神模糊。两手全无名双伏，此为欲汗人将苏。将汗之时伏固宜，热郁于中亦有之。须诊趺阳兼按腹，阴阳寒热始无疑。"患者一手之脉如果骤然隐伏不见，可能会出现神志模糊，这并非常见。至于将汗之时能出现六脉皆伏，是可以用强烈的抑制刚被解脱，兴奋机能开始恢复，血运尚未畅通来作出解释的。当外感寒邪后，如果没有其他严重症状同时存在，在恶寒剧烈、汗腺闭塞、经脉收缩、肌肉紧张之初，桡动脉可能会呈现细小而沉伏。由于体温得不到发散，寒极生热，结果一身汗出病得解除，也就是阴极则阳复的病理机转。

伏脉大多是邪气与正气相搏，机体的机能处于一种强烈的抑制状态下产生的。给药后如果各种机能渐趋恢复，血行渐旺，抑制被解脱，脉搏渐出，病势自将向愈；如给药后脉搏骤然浮露太过，则又非佳兆。

伏为寒凝，循环衰竭，阴阳单双，邪闭痛极。
霍乱呕吐，痰停食郁，阴邪遏壅，腹痛厥逆。

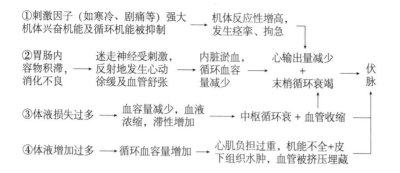

①刺激因子（如寒冷、剧痛等）强大 ——→ 机体反应性增高，
机体兴奋机能及循环机能被抑制　　　发生痉挛、拘急

②胃肠内　　　　迷走神经受刺激，　　内脏淤血，　　心输出量减少
容物积滞，——→反射地发生心动——→循环血容——→　　　＋　　　——→伏
消化不良　　　　徐缓及血管舒张　　量减少　　　末梢循环衰竭　　　脉

③体液损失过多 ——→ 血容量减少，血液 ——→ 中枢循环衰 ＋ 血管收缩
　　　　　　　　　浓缩，滞性增加

④体液增加过多 ——→ 循环血容量增加 ——→ 心肌负担过重，机能不全＋皮
　　　　　　　　　　　　　　　　　　下组织水肿，血管被挤压埋藏

伏脉病理相关因素示意图

九、大　脉

（一）大脉的形性

脉体宽阔，超出正常幅度，浮、中、沉皆可出现者，称
为大脉。

形体宽阔是大脉的本质属性，浮中沉皆可出现是大脉的
非本质属性。但正常脉搏的幅度标准，不但要和年龄、性别、
体质等各项因素结合起来看待，而且即使同一人的两手寸关尺
六部，也要互相参证。一般说，成人大于幼童，男性大于女性，
强壮者大于纤弱者。在病理情况下，同一人也有寸脉小而关脉
相对变大和左手小而右手相对变大者。由此可见，既有绝对的
大脉，也有相对的大脉。由于出现大脉的病理基础是末梢血管
的阻力降低，动脉壁弛缓，因此大脉多出现于浮分，而于沉分
者少见。

大脉和洪脉在概念的属性上，是有其相同之处的，所以
有些古人和今人均认为大脉即洪脉，对此早已有人提出过反对

意见。例如清代蒋示吉在《医宗说约》中即指出："大与洪相似，但不十分浮而有力，浮大有力曰洪。"大脉仅是体积增大，但无急剧升降的波涛汹涌之象。洪脉则是不但体积较宽大，而且脉波的升降更为迅速，升起比降落时尤速。故《濒湖脉学》洪脉诗说"来时虽盛去悠悠"。大脉可以与数脉兼见，也可与迟脉兼见；可以见于浮分，也可以见于沉分。而洪脉不但不能见于沉分，而且也难与迟脉同见。将两种脉象的属性综合加以比较，则区别立见。

　　　　脉所谓大，体积增加，因人论定，与洪有差。

（二）大脉的病理

　　按照西医的理论，影响脉波大小的有三个主要因素，即左心室的排血量和速度，末梢血管的阻力，以及动脉壁的弹性。因此脉大就是心输出量增加（高输出量），血管充盈和血管松弛变宽。它和脉压的大小是成正比的，脉搏的大小首先关系到收缩期和舒张期的动脉紧张程度之差（最高血压和最低血压之差）。血压越大，脉压也越大，脉波的体积也就越大。

　　心脏输血量是否充足，决定于机体的血容量、心搏的输出量和机体的需要量。如机体对氧的需求增加，心脏的正常输出量即感不足，就必须增加输出以求适应。贫血时血红蛋白减少，携氧能力减低，以及呼吸机能不全时之缺氧，均可使血液循环阻力减低，血流速度增快，静脉血回流增多，从而增加心脏的输出量而使脉搏变大。因此，大脉可以见于贫血、慢性肺原性心脏病及甲状腺机能亢进等。心动徐缓时的脉波亦常见充实宽大，这是心脏的充盈度增加，致每搏输出量增加之故，仲景在《伤寒论》中所说的"脉迟浮大"可能就是这种情况。

中医谓大脉主邪盛病进又主虚，这是以大脉的有力无力来区分的。大而无力，多是由于心脏的输出量虽有增加，但身体的消耗增多或补充不足，而脉搏的紧张力和强壮度也就不足，故其频率也不会增加太多。西医谓贫血脉大，中医谓脉大为虚，和仲景所说的"夫男子平人脉大为劳"应该属于同一类。如果是大而有力，其体状充实，频率也明显增多者，多见于发热性传染病及体温升高分解代谢亢进之时。《素问·脉要精微论》所说的"大则病至小则平"和《伤寒论》所说的"伤寒三日，阳明病脉大"应是属于这一类。《灵枢·邪气脏腑病形》所说的"大者多气少血，小者气血皆少"，是因为在出现大脉时，机体的机能正处于兴奋状态，而全身的血量并不因脉搏的增大而相应增加。而小脉的出现，则是机体机能低落，而且血量也相应不足。

在失血尤其是呼吸道出血之后，如脉搏仍然洪大有力，就提示有再次出血的可能，因为脉搏并未因失血后之血量减少而安静，病理刺激仍然强大而持续的，故血液循环的机能受其干扰而亢进。形成所谓血热妄行时，预后就很不利，陈修园大脉诗说："新病邪强知正怯，宿疴外实必中空。"对于大脉所代表的病理意义，实为要言不烦，概括无遗。

> 大则心亢，血管扩张，为虚为热，强弱可商。
> 新病邪强，宿病内怯，血后见大，谨防再发。

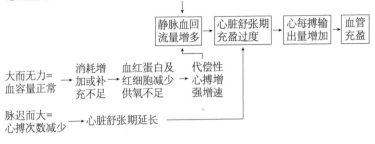

大脉病理相关因素示意图

十、洪脉

（一）洪脉的形性

脉体浮豁宽大，升降迅速，上升比下降尤速。大起大落，状如洪水之冲击，且较平常频率稍增，不见于沉分者，称为洪脉。

宽大浮露，升降迅速，是洪脉的本质属性；频率稍增，沉取不见，是洪脉的非本质属性。古人描述洪脉的体状，谓其浮大满指，来盛去衰，有如波涛汹涌之象。李濒湖云："拍拍而浮是洪脉。""拍"乃是水波冲击之状，如"金沙水拍云崖暖"（毛主席句）、"雪浪拍长空"（《西厢》句）就是用"拍"来形容水波冲击之状的。恽铁樵谓濒湖之"拍拍而浮"是不知所谓，实是未经思索，轻易诽谤前人。

中医的洪脉与西医的水冲脉，是极为吻合的，触诊桡动脉时能感到一个急促而有力的冲击，但该冲击波消退亦异常迅速，有时可能触之有震颤存在，因此才有水冲脉及陷落脉之称。

将患者手臂高举，使桡动脉成为头臂干的伸展，则此种现象更明显。在脉压大而心动过速的情况下，桡动脉、肱动脉、股动脉等处均可出现震颤之水冲脉。中医洪脉的波涛汹涌，不但与西医的水冲脉具有相同的病理意义，而且它们之间的病理基础也十分相近。

洪如波澜，浮大满指，急剧升降，水冲类此。

（二）洪脉的病理

脉波的急速上升见于左心室迅速排空之际，如果急速地下降，则是由于充盈的动脉血管在左心室舒张期紧张度减弱，周围阻力降低，血液向前流入扩张的小血管系统内之故，或是由于血液的分流和反流所产生的。因此水冲脉都伴有脉压加大和血流增速等情况的存在。

中医的脉洪和西医的水冲脉具有相同的病理基础，可用发热之洪脉和不发热之洪脉，分别说明之：

从发热之洪脉这一方面说，因为当体温升高、病理作用亢进时，不但心脏因温热的刺激导致其频率增加，搏动加强，而且血管也因温热的作用而扩张，周围阻力减低，因而脉现洪象。但在中医的辨证体系中又有虚实之分，中医认为发热的病理是属于阴不胜阳则阳独治，而其症则有二，即洪而有力之实热与洪而无力之虚热。

洪而无力乃是阴虚于下则阳浮于上，脉见浮洪数大，一息六七至，但按之无力，证似纯火而非火，其证专属阴虚，极虚而极数，病由水亏，法宜壮水以制火，或用桂附从治以引火归原。比如阴虚火旺、盗汗骨蒸、喘咳咯血时，由于长期消耗、慢性发热、贫血，导致血液滞性降低，血管弛缓，脉见洪而无力，如用苦寒折热，病势未有不加剧者。中医的阴阳学说，早有"阳在外阴之使也，阴在内阳之守也"的论证。所谓"阳为阴使，阴为阳守"，就是说功能作用之阳是由物质基础之阴为其提供条件的。由于消耗增加和补充不足所致的真阴亏损，自然就不能适应病理作用的额外需要，但发热、分解代谢增加的病理作用，却丝毫未因真阴之供应不足而有所减轻，仍在旺盛地进行，故六脉洪大而虚，也常见齿根浮动。这就是中医脉洪无力为孤阳外浮的理论依据。

脉洪而有力的实热，是因病理作用虽属旺盛，但机体的反应机能也正处于亢进中，故脉象是在正邪交争的基础上因发热反应所导致的循环机能的相应变化形成的。心搏能达 180 次／分左右，呼吸深，脉洪大，收缩期血压升高，脉压加大，常伴有易于激动、视力障碍、谵语、虚脱、昏迷、恶心呕吐、皮肤燥红发热、肌肉柔软等症状。《难经》十四难说"脉洪大者苦烦满"，也和这些情况有关。

不发热的洪脉在下列诸种情况均可出现：循环机能亢进的疾病，如甲状腺机能亢进、肝功能衰竭、脚气性心脏病、贫血、妊娠、血钾过低，或情绪激动及饮酒时，皆能发生心排出量增加，周围血管扩张，阻力减低，脉压加大而出现洪脉。完全性房室传导阻滞的患者，在每一次心跳时有大量的血液骤然进入充盈不足的动脉中，亦有水冲脉的表现。左心排血如有分流及返流时，则所遇阻力降低，其结果与周围血管扩张相类似，因而出现水冲脉。这是主动脉瓣闭锁不全的特征，如动静脉瘘、动脉瘤、未闭合的动脉导管及二尖瓣闭锁不全等亦可见。

> 血管弛缓，心搏迅速，发热有无，皆生洪脉。
>
> 发热脉洪，虚实宜详，阳热亢盛，脉道扩张。
>
> 阴虚火旺，脉流薄疾，真阴耗损，孤阳外越。
>
> 无热脉洪，供氧不足，分流返流，代偿急迫。

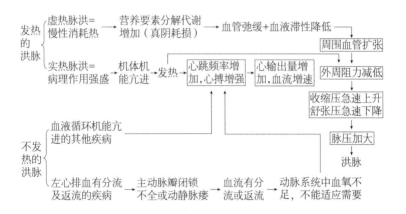

洪脉病理相关因素示意图

十一、小 脉

（一）小脉的形性

脉体狭小，起落无力，频率正常或稍增，浮沉均可兼见者，为小脉。

脉体狭小是小脉的本质属性，其余均非本质属性。它正是大脉的反面，因此也就有绝对的小脉和相对的小脉，可见于浮分，但更多见于沉分。

小脉和短脉，虽常彼此兼见，但是有所区分，即小脉未必皆短，而短脉又未必皆小。例如弦脉是脉体狭小，但纵径则常见增加，动脉则是脉形短绌，但横径并未收缩。因此短脉和小脉应严格分开。小脉和细脉的区别，见细脉项下所述。

小非短细，气势削弱，体积狭小，振幅低落。

（二）小脉的病理

小脉所代表的病理意义，主要有两方面：

1.动脉系统中血容量不足，血管充盈不良

脉搏的充实度即脉量，它既决定于心每搏的输出量，也决定于单位体积内血液所含的分子量。在物理上分子运动和流体力学一样，也是有压强这一概念的，分子运动所产生的压强的大小，是决定于分子撞击器壁时的速度和单位体积内所含分子的个数。分子的运动速度愈大，单位容积内所含的分子愈多，则在单位时间内撞击容器内壁的分子数就愈多，故对器壁所产生的压强就愈大。由于心输出量减低而出现小脉的物理基础，除和流体压强这一因素有关外，也应当和分子压强不足这一因素有关（此理由也可对小脉的产生机制作出解说）。造成这一情况的原因有：

（1）静脉血回流量减少

①由于出血或血浆受损，因而使循环血容量减少，如血管破裂、外伤、烧伤、外科手术等，使血液或血浆丧失于体外或体内受伤的组织中。②由于失水所致的血容量减少，如急性

胃肠炎、高位肠梗阻、代谢性酸中毒等，均可使水及钠等大量受损。③由于大量的血液郁积于扩张的血管或内脏中，故末梢血管的充实度即见减少，如神经反射及毒素对血管的损伤（二者多同时存在），常在剧痛、过敏反应、内脏穿孔、急性严重感染及休克时发生。④在慢性缩窄性心包炎及心包填塞的情况下，心脏的舒缩受限，静脉血回流受阻。⑤直立时，静脉血大量地积聚在身体的下半部分，亦可使回心血量减少。

（2）心脏排出量减低

如严重的急性心肌损害、广泛的急性心肌梗死、严重的风湿性或白喉性及其他中毒性心肌炎等，均可使心肌的收缩力急剧降低，排血功能锐减。先天性心脏病如室间隔、房间隔缺损，主动脉瓣及肺动脉瓣狭窄等，由于体循环血容量减少，致血压较低，脉压亦较小，故脉形亦见短小。

（3）全身衰弱及冠状动脉供血不足

在全身衰弱、营养不良及各种慢性病长期消耗的情况下，血液的质和量均降低，心脏本身也不能自冠状动脉系统获得足够的营养，心功能当然也就相应地衰退。体内各种组织与器官就更不能获得足够的血液供应，于是必将提高心缩频率以求代偿。历时既久，又将引起心脏疲劳，如此形成一个恶性循环，使全身及心血管机能进一步发生衰竭。

2.血管壁紧张性增高，外周阻力增加

血管硬化，动脉管腔缩小等动脉弹性降低也是形成小脉的一个因素。这种病理机制就不能与心排血量不足致脉波变小相提并论。动脉壁脉搏波动的强度和脉搏波传播的速度，因动脉壁的弹性程度而异。动脉壁愈硬，则在其他条件相同的情况下，动脉压搏动波动就愈小，而脉波传播的速度就愈大，慢性高血压病患者及老年人就存在这种情况。

要想区别由动脉系统血流量不足和血管紧张性增高这两种形成小脉的病理情况，就应当从它们的兼脉及其他体征上去寻求。如是血管硬化或血管紧张性增高致脉波振幅减小之小脉，多带弦象；如是心输出量不足之小脉，多呈濡弱无力或频率略有增加，可予识别。

脉形见小，也可能是病情向愈的征兆。这就是在大脉项下所说的"大则病至小则平"。《伤寒论》说："伤寒三日，少阳脉小者欲已也。"这当是在机体罹病未久，脉势由大转小时之比较状况而言，与久病形衰、脉形细小者实有不同，应该作出区别。

　　　脉小血衰，真气不足，血量减少，血管收缩。
　　　血少偏弱，收缩偏弦，病机向愈，脉小则平。

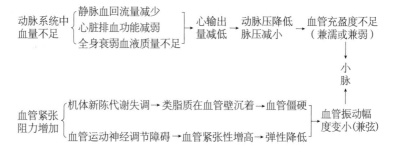

小脉病理相关因素示意图

十二、细 脉

（一）细脉的形性

脉体细小如丝，起落模糊，比小更甚一级，频率偏快，以沉分为多见者，称为细脉。

脉体如丝，比小更甚，是细脉的本质属性；起落模糊，频率增加，是细脉的非本质属性。细脉与小脉虽有相同的病理基础，即均可见于心低输出量及心力衰竭等疾患，但还是有所区别的。小脉乃是相对于大脉而说的，脉体虽然狭小，但并不太甚，心脏的排血量尚不至过于低下。细脉则是细如蛛丝，衰微已极，收缩压与舒张压的差别极微，心脏的排血功能已降至最低限度，是小之至甚者，表示血管有普遍瘪缩的现象。细脉常和数脉兼见，尤其是在心动过速、心每搏输出量减少的情况下更是如此。"脉搏细数"是中西医临床上常用的术语，是循环衰竭的一种有力指征。因为在回心血量减少或心动过速时，心脏的排血量自然减少，故增加收缩频率来维持和代偿机体的需要，导致心肌疲劳，更易陷于衰竭。而小脉多是在循环机能不全的情况下出现，并不一定和数脉兼见。

细脉与弱脉相同，不一定必须居于沉分，而是因为心脏的排血功能衰竭，血管瘪缩，在沉分较为多见而已。比如，以微脉来说，微居浮分，细居沉分，彼此相对，只是为了脉象划分上的方便，并无不可逾越的界限。

　　细如蛛丝，血流欲涸，脉压减小，振幅低落。
　　在沉居多，在浮少见，常与数兼，与小有别。

（二）细脉的病理

细脉的出现与下列诸种情况有关，即心力衰竭、心排出量减少，如心肌炎及各种心脏疾患的代偿失调期；血管机能不全，如静脉扩张、血液的分布有改变和回心血量不足时；动脉内腔狭窄或闭塞，如主动脉狭窄可在下肢出现细脉，肱动脉闭塞可在上肢出现细脉；高度瓣膜障碍，如高度二尖瓣或三尖瓣狭窄，于风湿性心脏病二尖瓣狭窄或左心房有大块血栓形成时，能因二尖瓣阻塞而脉细如丝，甚至发生昏厥，周围脉搏消失，又如对称性的四肢末端缺血或坏死；过度寒冷及强烈精神感动的抑制作用，超过生理的极限时，如虚脱与休克的各种情况下；各种心动过速，心室充盈不足时，也可出现丝状的细脉。

中医谓脉细主气血两虚、诸虚劳损，主气结，主劳倦，主忧思过度、内戕真元，都是由以上的相关因素所产生的高度营养障碍和体质减弱的相应现象。在形盛脉细，少气不足以息，或热病神昏之脉细，是脉与病不相应，均为危候。

细主诸虚，血少气结，心力衰微，瓣膜狭窄。
静脉扩张，动脉闭塞，心动过速，虚脱休克。

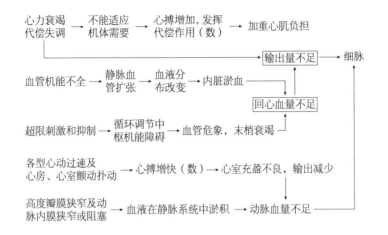

细脉病理相关因素示意图

十三、滑 脉

（一）滑脉的形性

脉体充实滑利，起落有力，轮廓清晰，如珠之应指，频率稍增，浮沉皆可出现者，称为滑脉。

充实滑利，如珠应指，是滑脉的本质属性，其余均为其非本质属性。蒋示吉说："中（去声）指充满，往来流利曰滑。"李延昰说："盘珠之形，荷露之义。"都是指血管充实和圆滑。滑脉虽不一定要和数脉兼见，但和数脉存在着内在的联系，这是滑脉的神韵，是具有脉流薄疾的缘故。

　　滑脉圆滑，往来流利，盘珠之形，荷露之义。

（二）滑脉的病理

《金匮要略》说："滑则谷气实。""脉数而滑者实也，此有宿食。"《伤寒论》说："脉滑而数者有宿食也。""阳明病谵语发潮热，脉滑而疾者，小承气汤主之。"这些都是胃肠内容物积滞，发生腐败分解，毒性物质被吸收入血，引起机体的发热反应，心搏增强，血流疾速，阳盛热实，故脉气亦见充实滑利。又由于阳盛生热，热盛生风，故《素问·平人气象论》说："脉滑曰风。"《难经》说："滑者伤热。"滑脉能与痰饮的证候相应，也当是水饮停滞物发生腐败性分解，毒素入血所发生的反应，这和胃肠内容物积滞时形成滑脉的机理有相同之处。有形的积滞不被排除，则病理刺激就继续存在，因而机体的兴奋性就相应地加强，这就是痰饮宿食出现滑脉的病理基础，也是"滑主里实"的由来。

女子二尺滑而和，为阴气有余主有孕。这是和妊娠期的血量增加相吻合的。血为阴，阴气有余就是血量充足。妊娠时胎儿及母体的需要增加，致全身的血容量代偿性地增多，心脏的工作因而加强，血液循环增速，血管充实饱满，因此脉象就冲和滑利。

元代滑伯仁说的"（滑）为血实气壅之候"，都可由以上各种情况作出解释。只有在病实而血气充足的情况下，机体的反应性和兴奋性才能提高，滑脉才能出现。如果病实而体虚，机体反应低落，就不会出现滑脉了。

水冲脉，西医也有称为滑脉的，但与中医的滑脉有着本质上的差别。

滑脉主里，为热为风，阴血有余，阳盛气充。
腐败分解，痰食凝滞，血量增加，在孕非忌。

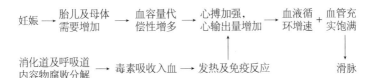

滑脉病理相关因素示意图

十四、实 脉

（一）实脉的形性

脉体长大，充实饱满，起落有力，频率偏快，浮中沉三部皆可出现者，称为实脉。

长大饱满是实脉的本质属性，其余均为其非本质属性。实是象征着血管的充实和搏动有力，虚是象征血管空匮和搏动无力。血管的充实程度有增减，血管的紧张力有强弱，脉搏即可依其增减和强弱之程度，显示其搏动之虚实。实脉不但是形体充实，而且气势也颇磅礴，轮廓清晰，起落分明，是最易识别的一种脉象。

> 实脉长大，三候皆得，形体饱满，气势突兀。

（二）实脉的病理

实脉大多是在病理作用亢盛和机体反应性增强的情况下出现的，常和高热神昏、发狂谵语、呕吐腹胀、气滞食积和大便不通等症状相联系，在左右寸口六部之中，常会有相对的实脉出现。如寸脉实大有力，常有喘满胸闷等症状，关尺沉实有力，又与腰腹疼痛及胃肠内容物积滞等情况相应。《素问·脉

第三章 脉象分类及各种脉象的病理基础

要精微论》说"上盛则气高,下盛则气胀",确是临床上常见的事例。

出现实脉时,有两点必须予以注意:第一,表示病理作用正向高峰发展,病势有深化和恶化的可能。《素问·玉机真脏论》中所说的"脉实以坚谓之益甚"就是说明这种情况;第二,表示病理作用虽强大,而机体的防御力量也显得充沛,足以防止病势深入,即《素问·玉机真脏论》所说的"其气来实而强,此为太过,病在外,其气来不实而微,此谓不及,病在中",也即《医宗金鉴》所谓"太过实强病生于外,不及虚微病生于内"。病生于外并不是疾病生于身体的表面,而是说明机体的机能并未削弱,病势并未深入,正常的免疫机能可以应付外部的侵袭,使机体功能恢复平衡。因此实脉并不单纯是表示邪气旺盛,也是正气充沛的证明。如果单邪气旺盛而正气虚弱,机体反应能力低下,则将会出现病生于内的虚微不及的脉象,实脉就不可能出现了。

上盛气高,下盛气胀,谵语神昏,气滞便结。

脉实以坚,谓之益甚,太过实强,病生于外。

脉实邪盛,正气充沛,邪正相搏,代偿防预。

病理刺激 + 全身血容量及 + 机体代偿及 ⟶ 全身兴奋性提高
作用强大   循环血容量充足   适应机能良好   正邪交争激烈

心搏增强,心输出量增加 ⟶ 血管充实饱满 = 实脉

实脉病理相关因素示意图

十五、虚　脉

（一）虚脉的形性

脉体浮大，空匮无力，频率偏缓，沉取不见者，称为虚脉。

浮大无力是虚脉的本质属性，其余均为其非本质属性。广义地说，虚是实的反面，凡是形体不足，搏动无力的脉象均可称之为虚脉。狭义地说，浮大无力谓之虚。相对就是沉小无力谓之弱，浮小无力谓之濡。《脉诀汇辨》曰："迟大而软，按之豁豁然空。"李延昰对此言最为满意，他说："此言最为合义，虽不言浮，而曰按之豁然空，则浮字之义已包含矣。崔紫虚以为形大力薄，其虚可知，但欠迟字之义耳。"李氏又曰："虚合四形，浮大迟软。"其言亦颇中肯。

有些文献认为脉来三部有力为实，三部无力为虚，这是不恰当的。所谓三部既可理解为寸关尺，也可理解为浮中沉。既可认为寸关尺三部之中同时有力或无力者谓之为实脉或虚脉，也可认为浮中沉三候之中同时有力或无力者谓之为实脉或虚脉。更为重要的是，中医实脉或虚脉这一概念，必须依赖于它们本身所具有的不同属性（本质的或非本质的），才能同其他的彼此相似或彼此有别的脉象概念区别开来。有力或无力，仅是虚实二脉的属性之一，并不能单凭这一属性，就能同其他的脉象作出区别。实脉的属性必须具备有力、饱满、浮中沉皆可出现等条件。虚脉的属性必须具备无力、空匮、沉取不见等条件。由此可见，脉之有力或无力，仅是虚实二脉的一个组成部分，而不是它们的全貌。脉来既可浮而有力，也可沉而有力；既可小而无力，也可大而无力。这就不能不问有无其他特征，仅根据其有力或无力就判定它是虚脉还是实脉。

> 虚脉浮大，迟缓无力，豁然应指，空匮不及。

（二）虚脉的病理

虚脉主要是由于营养不良或消耗增加，导致血液的质和量均有降低，全身机能降低、真气不足所产生的，故伴有形体倦怠、恍惚多惊、虚烦、自汗、发热等症状。溽暑时如出现脉虚身热，则认为是暑伤元气所致，这是因为天气炎热，新陈代谢亢进，生热及散热迅速，皮肌弛缓，汗腺扩张，故脉搏可能浮而无力。这和"壮火食气"的道理是一样的。

> 虚乃正虚，气血不足，脉现虚浮，病生于内。
> 形体倦怠，自汗发热，痨瘵阴亏，暑伤于气。

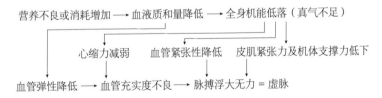

虚脉病理相关因素示意图

十六、低 脉

（一）低脉的形性

脉波上升徐缓，降落亦延迟，消失时间延长，波峰显示为平坦低小者，称为低脉。

脉波升降延迟，波峰低小平坦是低脉的本质属性。弱小无力，频率减慢，是低脉的非本质属性。此即西医的低平脉，它与急剧升降的高脉（水冲脉）相反，在频率降低的情况下，就更为显著而易于识别。

低脉低小，升降延迟，脉峰平坦，缓慢可知。

（二）低脉的病理

主要见于主动脉瓣狭窄，因左心室的收缩不能迅速而有效地射出足够的血液，只能从狭窄的瓣孔中，慢慢地将血挤出，故动脉是徐缓地被扩张。左心室收缩终了时，动脉的弹性回复也就不如正常时快速。所以在桡动脉的表现上，乃能出现低平徐缓的征象。由于左心室的负荷增加，所以扩大和肥大是不可避免的续发改变。

当主动脉瓣狭窄，血流受阻，会出现低平徐小的脉波，在脉波描记图上不但下降枝上会出现切迹，而且在上升枝上也会出现切迹。上升枝缓慢延长，似乎长久保持不变，切迹尖锐（升线重波切迹，Anacrotic notch），故亦称升线重波脉。又由于左心室的排空速度异常缓慢，主动脉压力脉搏的振幅降低，因而周围动脉脉搏的容量也随之减少，故在主动脉瓣狭窄时亦可出现小脉。

主瓣狭窄，心缩延长，射血不足，左室扩张。

左心室负荷增加 → 扩大与肥大 → 代偿失调，心力衰竭
↑
主动脉瓣狭窄，血 → 血液只能从狭窄的瓣 → 动脉压上 ＋ 动脉壁的弹性回
液在左心室内停留　　口中缓慢地被挤出　　升徐缓　　复比正常时为慢
↓
低脉

低脉病理相关因素示意图

十七、互 脉

（一）互脉的形性

一个正常的脉波与一个较弱的脉波一强一弱互相交替地出现，患者的脉量、心搏出量及血压每隔一次心脏的搏动即出现一次变化，因而正常的脉搏与较弱的脉搏有规律地交替出现，在时间的间隔及频率上并无显著差异，亦与呼吸无关，西医称为交替脉。互脉系新拟。

但互脉之名，并非自我始，如《东医宝鉴》引《医学正传》曰："人有寸关尺三部之脉，按之绝无形迹，而移于手阳明经阳溪与合谷之地动者，何欤？曰：手太阴肺与手阳明大肠，一脏一腑相为表里，其列缺穴乃二经之络脉，故脉从络而出于阳明之经，此为妻乘夫位，地天交泰，生成无病之脉，名曰互脉。"此之互脉乃指手太阴寸口处出于手阳明，乃阴阳互相转换之意。此乃桡动脉异位之脉搏，乃反关脉也。

在正常情况下，呼吸与脉量也有轻度的规律性变化，即当吸气时，胸腔容积加大，负压升高，肺脏的小血管被动性扩张，以致回到左心房的血量减少，左心的输出量也减少，血压

降低，脉搏亦有轻度减弱；当呼气时，肺脏收缩，含血量减少，胸腔容积减少，负压降低，回到左心房的血量增加，左心输出量也增加，血压上升，而脉搏也有轻度增强。而厥脉与交替脉的出现却与呼吸的变化无关，且较明显。心搏出量、血压及脉量，可渐强渐弱、一强一弱交替地出现，与心脏的跳动相一致，心律可以完全规则，也可不规则。

轻度交替脉只能在量收缩压时测知，即将气袋渐渐放气时，从收缩压下5～30毫米汞柱之间，可能听到动脉搏动音强弱交替出现。重度时在桡动脉诊察时可以扪到。病人坐位检查时更易测得。

交替脉与期前收缩之二联律及重复脉应作出区别，交替脉强脉与弱脉之间隔，较之弱脉与强脉之间隔为长（强——弱—强），期前收缩之强弱间隔，强脉与弱脉之间隔，要较弱脉与强脉之间隔为短（强—弱——强）。这是因为在交替脉第二个较弱的脉波出现之后，并无代偿休止期，与交替脉较弱的脉波，不能提前出现，反而可能略为延迟，与重复脉不同的地方是重复脉在一次心脏跳动之后，能出现一个较强和一个较弱的双重脉峰，而交替脉只能产生一个强的和另一个弱的脉波。

互乃交替，强弱相继，间隔相等，频率一致。

（二）交替脉的病理

西医认为交替脉的发生是由于：①心脏收缩时，部分心肌纤维正处于相对的反拗期，因而参与这一次收缩的心肌纤维减少，所以出现一次弱搏，在下一次心脏搏动时，全部的心肌纤维发生收缩，故发生一次强搏。②心脏的舒张程度不等，心脏的充盈较多时，则出现强搏，反之则出现弱搏。

交替脉多出现在冠状动脉硬化（冠状动脉硬化性心脏病）、主动脉硬化性心肌硬化、心肌炎，左心衰竭及洋地黄中毒、肺动脉高压及肺动脉狭窄时亦见之；少见于急性心肌梗死。当静脉充盈压减低时，交替脉比较明显，反之则不明显。因此交替脉常出现在右侧充血性心力衰竭发生之前。重度高血压，在高血压性心力衰竭的前驱期或发作期，可出现交替脉，在血压下降后心力衰竭改善时，交替脉可消失。过去认为交替脉的出现，常是心肌迅速疲劳或衰竭的指征，预后非常不良，也可能持续2～3年之久，但实际上并非如此，常无严重后果。

互脉心衰，输出不一，心肌疲劳，动脉硬化。

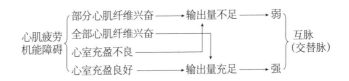

互脉（交替脉）病理相关因素示意图

西医之交替脉与中医之厥脉，其形性与病理在很大程度上有其相近之处。厥脉之名，见于张仲景《金匮玉函经》卷五，即："厥者脉初来大，渐渐小，更来渐大，是其候也。"即脉波在连续跳动的过程中，由强渐弱，复由弱转强，互相交替地出现。由于西医之交替脉与中医之厥脉，均属强弱互见，故在互脉项下合并论述之。

（三）厥脉的病理

厥者，蹶也，即竭蹶挣扎之意也。脉波之来，本来是均匀流畅，有如连珠，今乃强弱交互出现，是心力将衰竭之兆也。仲景《金匮玉函经》曰："伤寒，其脉阴阳俱紧，恶寒发热，则脉欲厥……贪水者，下之其脉必厥。"《伤寒论》调胃承气汤条曰："若自下利者，脉当微厥。"根据以上条文，对于厥脉的病理可以作如下理解：

1.脉阴阳俱紧，发热恶寒，说明病理刺激强大，而机体反应亦旺盛，邪正交争已经达到了高峰。由于持续不解，正气耗损，故脉搏可能由强转弱，待稍休息后又复增强。如果出现这种情况，就必须祛邪与扶正同时并重，以免正气不支。

2.《伤寒论》少阴病篇曰："……虚，故引水自救。""贪水"者引水自救之类也，如里已不足而复下之，则正气必更见损伤而脉亦有强弱不均之象矣。

3.自下利者是里气本虚也，故脉亦可能微有强弱不均的厥脉的形象。古今之注《伤寒》者，均以"微"为脉微，"厥"为肢厥，如此则文意不相连属矣。

厥乃竭蹶，心力不继，强弱互换，大小交替。

邪正交争 　　　　心力不继 　　　　脉波由强转弱 　　　　　互脉（厥脉）
持续不已 ──────→ 竭蹶挣扎 ──────→ 再由弱转强 ──────→

互脉（厥脉）病理相关因素示意图

十八、涩 脉

（一）涩脉的形性

脉体起落艰涩，轮廓不清，短小无力，但节律尚未凌乱者，称为涩脉。

起落涩滞，轮廓不清，是涩脉的本质属性，其余均是非本质属性。古人描述涩脉的形性，谓其具有细迟短小、一止复来和参伍不调之象。即在体状短小，起伏艰涩的状态改变之中，尚有节律不齐的变化参与其间。如按照这种说法，则涩脉与散脉就很难作出区分。虽然可以勉强这样理解，即浮大散乱，轮廓不清，节律不齐者谓之散；迟细艰涩，轮廓不清，节律不齐者谓之涩。但这种区别只是浮大与迟细在属性上的某种差别，而其病理意义就更难作出划分。所谓涩脉能出现节律不齐，古人对此早就提出过不同意见，如李延昰说："叔和谓其一止复来，亦有疵病，盖涩脉往来迟难，有类乎止而实非止也。"而且在《内经》上也有与毛脉及浮脉同义的生理涩脉，因此它的形态改变就不能更大地超过正常范围。涩脉本来是滑脉的对立脉象，是《内经》中纲领脉象之一。这就有理由与散脉作出如下的鉴别：即脉波轮廓不清，频率及升降幅度稍低，体积偏小，浮沉均可出现者，谓之涩脉；脉波形象模糊，起落不明，节律凌乱，浮浅无力，不见于沉分者，谓之散脉。

涩脉涩滞，形体倦怠，轮廓模糊，起伏低落。

（二）涩脉的病理

脉涩主湿，这是涩脉的主要病理机制之一，常与缓脉的体状同时并存。脉波迟缓倦怠，而又轮廓不清者，并不一定同时具备细迟短小诸种形象，此类脉象常与水湿停滞的症状相应，如在上焦则清阳不升，头目沉困；在中焦则湿困脾阳，痞满厌食；在下焦则腰脚沉重，尿清便溏。女子则白带增多，男子则囊湿浸淫，这是临床上常见的事实。当水湿停滞时，必然与血液成分改变和毛细血管机能不全有关：当血液成分改变，尤其是血浆蛋白下降时，血管内渗透压降低，必然使血管壁的通透性增加，体液外渗，因而肌肉敦厚，皮肤绷紧。脉波轮廓不清，也是必然现象，这就是脉涩主湿和脉涩主伤精（包括水精与精液）的主要论据。

《素问·平人气象论》曰："脉涩曰痹。"风寒湿三气合而成痹，不但肢节经络受到侵害，而且心脏也常被累及，迨至心机能失调时，水肿当然就会发生，涩脉更易于出现。

《素问·脉要精微论》曰："涩则心痛。"中医之心痛是包括胃脘痛在内而言的。涩脉的出现，必然和心功能不全，收缩无力等因素有关。因此涩则心痛，既可理解为心脏本身的疼痛，也可理解为胃脘痛，即在心排血功能低下的情况下，出现消化功能障碍，这就是火不生土的病机体现。后天水谷之气不充，则心机能也将蒙受损害。这种互为因果的病理推移关系，也是恶性循环的连锁反应。

出现涩脉时的盗汗骨蒸、血少气滞等全身衰弱的各种症状，都是在血液循环机能不全的情况下所出现的相应现象，至于涩脉能单独出现在寸口六部中之某一部，而与相应的脏腑发生联系，这从相对和比较的观点上来说也有其意义。

涩脉主湿，主痛主痹，心机不全，血少气馁。

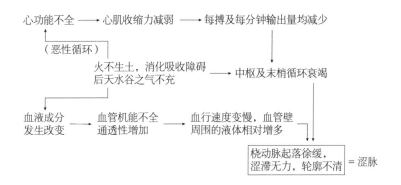

涩脉病理相关因素示意图

十九、长 脉

（一）长脉的形性

脉体伸展延长，超出尺寸以外，大小浮沉皆可分别或同时兼见者，称为长脉。

脉体伸展延长超出尺寸以外，是长脉的本质属性，其余均为其非本质属性。古人常用按摸竹竿的不同部位，来区分生理的长脉和病理的长脉。用手按摸竹竿的根部或中部，只能感到竹竿僵直而不柔和，以此代表病理的长脉；如用手按摸竹竿的末梢，则会感到竹竿柔韧条达，弹性良好，以此代表生理的长脉。即《内经》所谓"如揭长竿末梢曰平，如引绳如循长竿为病"者是也。这种对长脉生理和病理的形容方法，是极其生动而恰当的。

长如长竿，僵直则病，徐和条达，柔韧曰平。

（二）长脉的病理

生理的长脉是因心脏机能旺盛，小血管弹性良好，流向心脏的血量充沛，故桡动脉的脉波延长而充实。所以脉长清圆乃是长寿之征。长而兼有他象者方为病脉。比如长脉而兼见弦实洪大诸象时，是阳热旺盛，气逆火亢之候，与逆气喘急等体征相应（"长出鱼际主逆气喘急"）。动脉粥样硬化的患者，桡动脉变宽变长，但呈迂回曲折状，可与阳热旺盛的长脉作出区别。脉长而实强太过，则与实脉的形象难于区分。至于脉长而又有弦象，在临床上的意义却不十分重要。

长主气旺，实非病象，太过实强，乃为火亢。

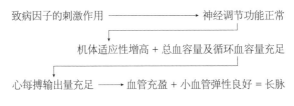

长脉病理相关因素示意图

二十、紧 脉
（一）紧脉的形性

脉体充实紧张，在起伏有力之中，尚有左右摆动之象，频率稍增，浮沉皆可兼见者，称为紧脉。

起伏紧张，左右摆动，是紧脉的本质属性，其余均为其非本质属性。紧是紧张之义，即脉来跳动绷急，如手握绳之两端，一紧一松地加以牵引，而绳即可向上下左右摆动之象，此即所谓"牵绳转索"是也。因血流急速、血管充盈、心脏的搏动强烈时，血管除有起伏之搏动外，还可以左右摇摆，古人谓紧脉是左右弹手，即指此。"左右弹手"并不单是左右两手都要弹手有力才能叫作紧脉，"寸紧人迎气口分"不就明明指出在两手之中可能有相对的紧脉存在吗？可见"左右弹手"，乃着重指左右摆动之象而言。

　　紧如牵绳，象其绷急，左右弹手，上下有力。

（二）紧脉的病理

　　脉紧主寒主痛，浮紧主伤寒表证，沉紧主寒客腹中，是阴多阳少，寒邪搏激之象。在表寒外束时，因全身肌肤及关节遭受寒邪的侵袭，故有全身骨节酸楚、头痛恶寒、鼻塞咳嗽等症状。在里寒独盛时，则有心腹冷痛、腰痛及脐腹疼痛等症状。均是寒气内积，阳和之气受阻，不能畅达之故。

　　《金匮要略》说"脉紧如转索无常者，有宿食也""紧则不欲食""脉紧大而迟者，必心下坚"，都指出脉紧为陈寒积冷滞留胸腹之故。《伤寒论》说"脉阴阳俱紧"，即浮沉尺寸俱有紧象之意。所谓"阳紧欲呕，阴紧欲利"者，即紧脉见于寸是属寒邪凝于上焦，故为欲呕，紧脉若见于尺是寒邪结于下焦，故为欲利。王叔和以左寸为人迎，右寸为气口，谓人迎紧盛伤于风，气口紧盛伤于食，其说实自《灵枢·五色》转换而来，即"人迎盛坚者伤于寒，气口盛坚者伤于食"，此处所言之人迎，实为颈部之人迎穴，气口即为寸口。这乃是上古三部九候的诊法。自独取寸口的诊法兴起，此节不可不知。脉紧时寒邪虽盛，而机体的反应力亦开始振奋，以发挥其对抗和防御的作用，因之在心血管机能的表现上，才能有心搏加强、输出量增加和血行增速，体温亦开始上升，古人谓"紧乃热为寒束之象"，即是说明这种情况。

> 紧为寒凝，亦为热郁；兴奋紧张，血管绷急。
> 浮紧表寒，头痛鼻塞；沉紧里寒，积冷宿食。

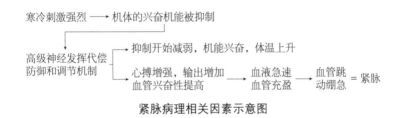

紧脉病理相关因素示意图

二十一、弦 脉

（一）弦脉的形性

脉体端直细长，有如弓弦之紧张，失去柔和圆滑之性状，浮沉兼见者，称为弦脉。

端直而细是弦脉的本质属性，其余均是其非本质属性。一般说，弦脉是有长脉的形态参与其间的，因此在出现弦象时，在尺寸两部是可以超过本位的，但在很多情况下仅在关部出现端直而细的脉象，方具有病理意义。仲景《金匮玉函经》曰："脉浮而紧者名曰弦也，弦者状如弓弦，按之不移也。"其认为浮紧端直者才能称为弦脉。但也不能固执对待。弦脉既可见于浮分，更多见于沉分。再则，弦脉主要是由血管紧张性增高产生的，所以也就有细脉的体状参与其间。血管紧张而脉形细小，就必然坚实清晰，而没有模糊空匮的感觉。有人认为弦脉能和大脉或洪脉兼见，这种说法是很难成立的。

　　弦如弓弦，状其端直，绰然以长，细小以实。

（二）弦脉的病理

　　生理的弦脉在时象春，在人象肝。《素问·玉机真脏论》说："春脉者肝也……其气来软弱，轻虚而滑，端直以长，故曰弦。反此者病。"何为反，指病理作用下的弦脉，其又有太过与不及之分。如弦而实强谓之太过，弦而软弱是谓不及。太过的弦脉属于肝木旺盛，与易忘善怒、胸胁引痛等诸症相应。不及的弦脉属于肝虚风动，可与眩晕、耳鸣等诸症相应。按照西医的学说，高血压多弦脉，很可能与动脉在高压冲击下，紧张性增加，弹性减低有关。弦脉的成因和血管紧张性升高及动脉硬化有关，二者常兼见，因此弦脉的病理基础和高血压病有密切联系。在高血压病发生之初，症状常不显著，其后病人渐有头痛、头昏、眩晕、失眠、精神恍惚、心悸、易怒等一系列症状。如病变演进为心力衰竭时，则会有喘咳、呼吸困难、痰中夹血等小循环充血征象。另外，视网膜的动脉由于痉挛而轻度狭窄，或有轻度动脉硬化，进而有出血和水肿等眼底病变。所有这些，与中医弦脉的主症是十分近似的。

　　中焦痞满、胃酸过多和消化不良时，常会出现弦脉，按中医的理论，此为木盛侮土。西医认为溃疡病与消化系病的发病机制，与神经机能失调有密切关系，而厥阴风木的见症，已有越来越多的人认为与神经系统的功能障碍有关。《金匮要略》又说："转筋之为病，其人臂脚直，脉上下行，微弦。"此为在全身肌肉及神经紧张时，小动脉的紧张性也相应地升高之故。临床经验证明，痉挛可使脉搏体积减小很多。当痉挛是主要因素时，解除痉挛，可使脉弦之象消失。

古人说："阳弦头痛，阴弦腹痛。"就是指关部以前的脉象如浮而兼弦时，常伴有头痛的症状；关部以后如有沉而兼弦的脉象，多伴有腹痛的症状，两者具有参证意义。

饮邪能出现弦脉，可能与出现悬饮或支饮（胸水）时，心脏及大血管遭受压迫，内脏神经遭受刺激，因而反射性地使血管的运动神经蒙受影响，其紧张性升高有关。至于疟能见弦，只有在寒战期见到，如仲景所说的浮紧的弦脉；待到发热和出汗时，则脉象又向洪数的方向转化，浮紧的弦象又不复存在。脉象的表现是以整个病理过程为转移的，切不可一概而论。

如上所述，弦脉的出现可能是持久的，也可能是暂时的。后者可能仅有小动脉血管壁的紧张性升高，而血管内壁并未发生硬化和肥厚。当病理刺激解除后，弦象也就消失。前者不但小动脉血管壁紧张性升高，而且亦可发生血管的内壁肌层肥厚、硬化、透明和管腔狭窄等变化，故常持久存在而不易消失。

弦之为病，太过不及，虚风内动，肝阳上逆。
眩晕昏花，失眠恍惚，心悸易怒，中焦痞塞。

阳弦头疼，阴弦腹痛，为饮为疟，各有解说。

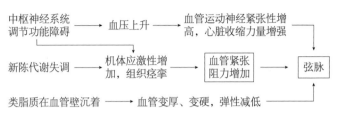

弦脉病理相关因素示意图

二十二、短 脉

（一）短脉的形性

脉体短绌退缩，长度不足，常伴有体积狭小，倦怠无力者，称为短脉。

短绌退缩，是短脉的本质属性，其余均为非本质属性。短是脉体短绌，在寸部或尺部不能满指之象，因桡动脉只有一条，不能按照寸关尺三部而在左右手分为六段。所以古人早就指出短脉不见于关。但李延昰却说："短脉非两头断绝也，特两头俯而沉下，中间突而浮起，仍自贯通者也。"认为短与动极相类，短为阴，不数不硬不滑为短。动为阳，且数且硬且滑为动，并列举寸口六部之中短脉的见症，亦可存参。

短脉短绌，不能满部，不见于关，惟尺寸候。

（二）短脉的病理

形成短脉的机理是总血容量及循环血容量不足，或是心脏每搏输出量不足，导致桡动脉的充盈量不足，所以只能在桡动脉最浮露的地方才能易于触知。古人所谓"短主不及之病"和"短则气病"，就是指机体不能获得足够的血液供应，因而机能低落之意。李濒湖所说的"寸主头疼尺腹疼"，这当是身体末梢部分的血液供应不足，心搏输出量减低，血液自然就在静脉系统中淤滞，所以内脏就会淤血，导致全身血流量不足，因而出现头疼、腹疼及脏气郁结等征象。

> 短主不及，机能低落，诸虚劳损，气衰血涸。
> 寸短头疼，大脑缺血，尺短腹疼，脏气郁结。

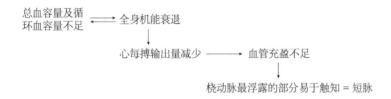

短脉病理相关因素示意图

二十三、动 脉

（一）动脉的形性

在寸关尺三部之中，仅有一部独见动摇不宁、滑疾而不安静之象，余则细小如无，频率稍见增加，常见于浮分者，称为动脉。

一部之中独见躁动滑疾之象，余则细小如无，是动脉的本质属性，其余均为其非本质属性。动脉在中医学说上有两种意义：第一是指脉搏的跳动，此仅是一个形容词，而不是脉象的专有名词。如《素问·平人气象论》曰："人一呼脉三动，一吸脉三动而躁……""一呼脉再动，一吸脉亦再动"。再如《素问·脉要精微论》之"数动一代"以及《难经》第一难中所说的"十二经中皆有动脉"等，都是指脉搏的跳动而言。第二才是脉象专有名词的动脉。如《素问·阴阳别论》曰："静者为阴，动者为阳。"《素问·平人气象论》曰："妇人手少阴脉动甚者妊子也。"《灵枢·终始》曰："六经之脉不结动也。"《伤寒论·辨脉法》曰："若数脉见关上，上下无头尾，如豆大，厥厥动摇者，名曰动也。"姚止庵曰："动谓滑数也。"蒋示吉引《正理论》曰："动状如大豆，厥厥动摇，寻之有，举之无，不往不来，不离其处，为阴阳相搏之候。"《医宗金鉴·四诊心法要诀》曰："如豆乱动，不移约约。"李延昰曰："短为阴脉无头无尾，其来迟滞，动为阳脉无头无尾，其来数滑。"这些都是指动脉这一脉象而言的。

对于动脉形状的说法虽多，但以李延昰所说的"急数有力，两头俯下，中间突起"最为中肯而合理。所谓无头无尾，不过是指出这种脉象在寸关尺某一部之中呈现的高起突出、动摇滑疾之象，并不是说在它的上方或下方的脉波完全消失。有人把心脏期前收缩时出现的提前和较小的脉波，认为是动脉，实有不当。

关于动脉出现的部位，自古以来就有两种说法。第一认为动脉只能出现在关部，这是以《伤寒论·辨脉法》为根源，《脉经》与《濒湖脉学》诸书均依照这种说法。

动脉能出现在寸关尺三部中之任一部位，这在《内经》上早有例证，如妇人手少阴脉动甚者妊子也。左寸正是手少阴心经的部位，对此王叔和更加以阐发："诊其少阴脉动甚者妊子也，少阴者心肾也，心主血脉，肾名胞门子户，二脉动甚，妊娠何疑。"如此王叔和对动脉的认识，就犯了自相矛盾的毛病。《类证治裁·怔忡惊恐脉候》曰："手厥阴脉动甚，则心澹澹大动。"《脉理求真》及李氏叔侄（李中梓、李延昰）等，俱认为动脉可见于寸关尺三部。

近年来又有人把《伤寒论·辨脉法》的原文部分重新加以句读，即"动乃数脉，见于关上下，无头尾，如豆大，厥厥动摇"。这样一来，又加添了阅读时的迷惑，即既可认为动脉可以出现在关部及其上下，也可以认为只能出现在关部上下而不在关部本身，更重要的是可以使人理解为在一手三部或两手六部之某一部位，能单独出现动摇不宁和频率增加的数脉者，才能称之为动脉。

动脉确是临床上常见的脉象之一，在寸关尺三部之中均可出现，可见于关部，更多见于寸部，常是圆形突起，如豆如珠，跃然指下，轻取确是如无头尾，重按则三部一脉相连，仍有搏指之感。过于重按，自然是三部皆没。古人所谓之数，乃是指其在某一部之中，能有滑疾而不安静之形态，并不是在一部之中能单独出现频率增加之数脉，必须细心领会，不可拘泥。

　　动脉滑疾，似无头尾，两头俯下，中间突起。

（二）动脉的病理

仲景曰："动则为痛。"《类证治裁·怔忡惊恐脉候》曰："寸口脉动而弱，动为惊，弱为悸，病在心胆，其脉必大动。"

李濒湖曰："动脉专司痛与惊。"故向来认为剧痛与惊悸，乃是动脉主要的病理基础。因为在剧痛或剧烈精神变化以及他种原因的强烈刺激所产生的超限抑制，必然会引起力求解脱的亢奋挣扎。首先是心血管系统的亢奋，这与濒湖所说的"其原本是阴（抑制作用）阳（兴奋作用）搏（互相对抗）"的道理是相同的。此时虽然心脏兴奋，血流急速，但血管及全身的机能仍有部分处于阻抑状态，故仅能在桡动脉浮露最明显处能出现血流撞击的震颤摇摆。厥厥动摇、不移约约、不往不来、不移其处，都是说明这种情况。

仲景又曰："阳动则汗出，阴动则发热。"成无己及李延昰等，俱认为关前见动主汗出，关后见动主发热。因关前之两寸应心肺，心主汗，肺主皮毛、司腠理，故寸动主出汗，关后之两尺分应肾与相火，肾水不足，相火虚炎，故尺动主发热。这种阳动汗出、阴动发热的病理机转，也应与兴奋、抑制互相对抗的作用相联系，同时也是动脉可以见于寸尺的证明。在强烈抑制下的兴奋机能，如果能得到解脱，就必然会出现发热和出汗等正气通达的现象。

在认识动脉的发生机制时，既要认清其病理意义，也不能忽视其生理机能。如上述妇人寸尺见动俱可主妊娠，寸动并不单主出汗与惊悸，尺动亦并不单主阴虚与发热，可见动脉的出现与阴阳搏击、机能亢奋及阴阳搏结、气血凝聚有关。"其原本是阴阳搏"是可以作出双重理解的。

　　动主痛惊，抑制剧烈，阴阳搏击，亢奋挣扎。

阳动汗出，阴动发热，正气通达，力求解脱。

尺寸见动，病孕宜别，妇人见此，阴阳搏结。

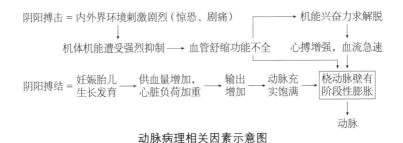

动脉病理相关因素示意图

第六节

脉象节律改变的病理基础

一、数 脉

（一）数脉的形性

脉率快速匀齐，每息超过六次，每分钟超过百次，大小浮沉均可兼见者，称为数脉。

频率增速是数脉的本质属性，其余均为其非本质属性。数乃频数之意，中医称为数脉，西医则称为速脉或频脉。比数脉更进一步，一息七至者，中医称之为疾脉，八至者为极脉，九至者为脱脉。数脉、疾脉、极脉、脱脉是由脉搏的频率来决定的，并无形态上的区别。

数乃数疾，西称频速，每息逾六，每分逾百。

七疾八极，九至为脱，不论脉形，只论频率。

（二）数脉的病理

中医传统的观点认为数脉是病情属热的一种象征。若认为只是在虚实上有所区别，这是不够全面的。数脉属热，即体温上升，脉搏也相应增加，这是无可争议的事实，但是如果单从这一事实出发，就认为这是数脉的唯一原因，则是不正确的。张景岳在这方面早已有了较全面的看法，列举了很多论证，但是未得到广泛的重视。

根据中医虚实学说，结合西医对于能增加心率的诸种病理情况，数脉可分为伴有发热的数脉和不伴有发热的数脉。伴有发热的数脉不但脉搏的频率增加，而且脉象的形体也往往充实有力。各种高热性传染病，患者体温升腾，体内分解代谢增加，作为心动起步者的窦房结遭受温热的刺激，其激动频率也增加。再则通常发热时，由于交感肾上腺系统的兴奋性增高，可能存在内源性或外源性毒性物质对心脏的直接刺激，而使心率加速。另一方面在重度发热时，末梢动脉的阻力常见减弱，末梢动脉扩张，因此舒张压降低，收缩压升高，故脉波上升急速，下降亦迅速，故而形成所谓高热性跳跃脉。这种情况和洪脉的病理基础有一大部分是相同的，但也存在着具体区别。即洪脉常可兼数，但数脉却未必兼洪；洪脉的体积宽大，不见细小且不见于沉分；数脉的体积既可宽大，也能细小，既见于浮分，也见于沉分。

在确定数脉属热的同时，还应注意体温与脉搏频率的关系。一般来说，体温上升1℃，脉搏增加12~27次／分，但有时体温升高与心率增速并不相称，也可将这种不平衡的情况，作为辨认某些疾病的参考指征。例如白喉、猩红热、败血症、急性风湿病、心肌炎等，患者脉率的增加较之体温的上升尤为显著（虽然心动过缓亦可见于心肌炎，但较少见），尤其是急性风湿病，患者在睡眠时脉搏仍然可保持过速的状态。在严重中毒或脑干有损伤时，患者有时体温虽然很高，但心率并不增加，甚至减慢，肠伤寒也是如此。由此可见，脉数虽属热，但某些热性病在有其他因素参与其间时，则脉率又未必皆数。

凡不伴发热的数脉，中医认为是属虚，如李延昰曰："凡虚损之候，阴阳俱亏，气血败乱者，脉必急数，愈数者愈虚，愈虚者愈数。"其又可分为代偿性与非代偿性两种。

在代偿性这一类中，当心脏每搏排出量因静脉回流量不足，心收缩力减弱，或心脏通路有阻力增加等因素存在时，心脏与血液循环的代偿机制，可使心每分钟输出量恢复到正常水平，以维持正常氧的供应量。一般的窦性心动过速是一种暂时性或急性的代偿方式，其次是心脏的扩张肥厚和血液重新分配。代偿性心动过速的机制，是在心输出量降低的同时，右心房及其附近的大静脉压升高，使右心房和大静脉壁发生扩张，从而刺激交感神经，抑制迷走神经，使心率加快，即所谓培氏（Bainbridge）反射。心排出量降低时，主动脉压和颈静脉压降低，也对主动脉的减压神经及颈动脉窦起作用，使迷走神经紧张度降低，而使心率增加。引起这些机制的原因如：

1.在血管机能不全时,由于回心血量减少,脉搏细数无力,这既是血液循环机能不全的象征,也是代偿机制的表现。

2.心每搏输出量减少,如心功能不全,心跳加快,也是一种适应性代偿机制。在充血性心力衰竭时,由于静脉压升高所引起的反射,使脉率也有中等程度增加。在轻度体力劳动甚至在安静的情况下如出现较长时间的心跳加快(100~130次/分),即为心功能不全的指征。虽然心跳加快可以维持一定量的每分钟输出量,但是由于心跳加快的机械功率较低,所以是不经济的。同时由于舒张期较短,冠状动脉的血流量减少,对于心肌的代谢也有不利影响。在心包填塞及粘连时,心包内压上升,心脏受血和排血机能受到限制,大循环静脉系统中血液充盈,而动脉系统中的血液则不足,故必须提高收缩频率,以求代偿每搏输出量的不足和维持每分钟输出量。

3.血液有分流及返流。主动脉瓣闭锁不全时的脉波快速有力,一是代偿闭锁不全时的血液回流,再则是动脉系统中的血流量减少和静脉压升高的神经反射机制。在动静脉有互相沟通的情况下,如动静脉瘘及动脉导管未闭等,因动静脉血互相混合,使动脉系统中氧含量减少和静脉压增加。心动加速与主动脉瓣闭锁不全时,有着相同的机理。

4.氧摄入不足及需氧增加。如各种急性及慢性肺部疾患,肺的换气面积减少,氧摄入不足,肺动脉阻力增加,右心房压力升高,反射地引起心率增速以求代偿。在肺梗塞时,体温往往略有升高,但脉搏增加可以高出体温上升的比例。在垂体前叶及甲状腺功能亢进时,体内氧化过程加剧,全身兴奋性增加,出现心动过速，即使在睡眠时也不易消失，每当情绪激动时就更为显著。失血及贫血时，由于红细胞及血红蛋白减少，血携氧能力降低，心脏收缩频率也将代偿性地提高。在大量失血及休克的情况下，其他代偿机制来不及调整，心率增快乃是重要的代偿形式。

在不发热非代偿性的数脉这一类中，其原因大致有：

1. 神经和生理因素

以神经因素最为常见，比如神经受刺激、精神紧张、情绪激动、惊恐、交感神经兴奋及肾上腺素的释放增多、神经不稳定和迷走神经张力降低等，可导致心动过速。生理因素常见于机体的负荷增加时，如消化作用旺盛、醉后、劳累，体内乳酸积滞出现氧债，血中二氧化碳增多，脉率均可增快。

2. 心血管疾病

各种阵发性心动过速，其快速匀齐的脉波，能至 140～240 次 / 分，尤其是室性阵发性心动过速，常是心脏有器质性病变的指征。在全身动脉硬化时，血液的推进比正常更呈激动状，因而亦能造成某种程度的数脉的印象。

中医所谓数而有力为阳盛，当以发热之数脉属之；数而无力为阴虚，当以不发热之数脉属之。形成数脉的原因既多，虚实的悬殊亦大，临床上要仔细区分。

> 数乃频数，心率增加，原因非一，单热则差。
> 发热脉数，代谢增强，心动加速，血管扩张。
> 热而不数，危笃宜防，中毒严重，脑干损伤。

无热脉数，机体缺氧，发挥代偿，维持适应。

数非代偿，神经不稳，体力劳累，心速作阵。

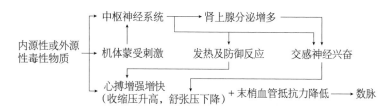

数脉（发热）病理相关因素示意图

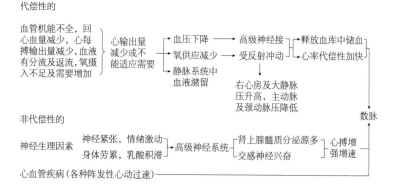

数脉（不发热）病理相关因素示意图

二、急脉

（一）急脉的形性

脉波升降急促，在其神形之间，失去了从容和缓的状态，有急躁不宁之象，频率稍见增加者，称为急脉。

升降急促，急躁不宁，是急脉的本质属性，其余均为其非本质属性。急脉与缓脉有互相比较之义，其性状似数非数，似紧非紧，似动非动，其频率虽增加不明显，但失其安详之性状而迥然与他脉有别。与频率疾数之疾脉不可混同。

急别于疾，急躁不安，来去仓促，迥异安闲。

（二）急脉的病理

急脉早见于《内经》。如《灵枢·邪气脏腑病形》曰："调其脉之缓急大小滑涩，而病变定矣。"又说："诸急者多寒。"《素问·平人气象论》曰："脉急者曰疝瘕，少腹痛。"《伤寒论》说："伤寒一日，太阳受之，脉若静者为不传，颇欲吐，若躁烦，脉数急者，为传也。"《金匮要略》说："寒令脉急。"其他还有"急则为痛"和"寸脉急而头痛"诸说。常和弦紧诸象兼见，其后并未被各家重视。在临床实践中，脉搏的频率与体状虽无显著改变，而其起伏之间呈现急躁不安之象者实为常见，于心机能开始兴奋，心脏搏动紧张，及瓣膜关闭有急迫之感者多有发生。如久病之人脉来急躁，而又有竭蹶之感者，常是心脏潜能告竭的征兆，循环衰竭即将随之而来，预后极劣。

脉急多寒，亦主诸痛，少腹疝瘕，伤寒传变。
心搏急脉，瓣膜骤闭，急躁竭蹶，危机已现。

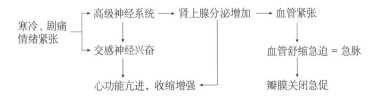

急脉病理相关因素示意图

三、缓 脉

（一）缓脉的形性

脉形倦怠，起落无力，体状并无明显改变，但频率稍见减低者，称为缓脉。

起伏倦怠无力是缓脉的本质属性，其余均为其非本质属性。缓脉的体状虽无明显改变，节律亦可保持匀齐，但常有神形倦怠无力、慢而徐的表现。

脉所谓缓，神形倦怠，节律均齐，徐和缓慢。

大小浮沉，均可兼见，为病为常，以症为辨。

（二）缓脉的病理

缓脉与生理的平脉极其相近，如无其他病理体征同时存在，就不能认为是病理的脉象。清代姚止庵说："缓之解有二，一为和缓，所谓脉有胃气是也；一为缓弱，元气亏损，脉来不及者是也。"是由其相兼之体状改变和证候为决定的。故李延昰说："缓脉不主疾病，惟考其兼见之脉乃可断其为病。"故缓弱倦怠明显时，才是主湿与主虚的脉候。《金匮要略》曰："缓则为虚。"又说："营缓则为亡血，卫缓则为中风。"所谓"营缓"当是指沉缓，"卫缓"当是指浮缓。前者是说明营不足，多为血少，后者是说明卫不固，故易受风，营卫不足，虚证可知。

缓脉在时象长夏，在脏象脾，脾是体内最大的淋巴腺，对于淋巴液的运行和血量的调节起着重要的作用。长夏时令暄暖，全身脉道扩张，淋巴及血液循环旺盛，反映在血液循环功能上，就是脉搏的体状虽因血管的扩张而略有倦怠，但来去却不失从容。这乃是内外界环境统一性的正时正脉，如见于非期时，同时有体液循环障碍和水分滞留的各种见症，这就是主湿的缓脉。故病理的缓脉与脾胃虚弱、全身或四肢浮肿、风眩、湿痹、项背拘急、腰腿乏力、便溏濡泄和气血不足等病症相关。

中医所谓湿病，与西医所说的水代谢失调、体液平衡障碍的病理情况类似，在水代谢失调、体液滞留时，全身的血量必然相应地增加，循环器官的负担也要加重，同时在体液滞留时，也还会有机体某些组织与器官在代谢和形态结构上的改变。水肿时发生缓脉，可与小动脉壁内水和电解质成分的改变有关，当钠的比值上升时，平滑肌的张力、血管反应性和血压都下降，反之则升高。在水肿时，由于血管平滑肌细胞内水分和钠的潴留，造成水肿或细胞肥大，可使管壁增厚，产生三种不同的情况：①向内肥大即促使管腔变小，血流阻力增加；②向外肥大，亦将对血管的弹性发生影响；③内外径都增加。所有这些都将与缓脉主湿的病理因素有关。脉搏的倦怠无力也就不可避免地要相应发生，如尚有其他的脉象改变，特别是轮廓不清的涩脉的形态参与其间，则更是湿病无疑。

缓脉主湿，主风主虚，水失运化，血不荣敷。

湿淫脾困，风中卫疏，痿痹濡泄，项强背拘。

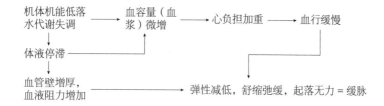

缓脉病理相关因素示意图

四、迟 脉

（一）迟脉的形性

脉率迟慢匀齐，每息不超过 3 次，每分钟不超过 60 次，大小浮沉均可兼见者，称为迟脉。

迟慢匀齐是迟脉的本质属性，其余均是其非本质属性。西医也称之为迟脉或稀脉，也有称其为徐脉者。迟脉的脉波虽频率减低和升降的速度缓慢，但脉波大多充实饱满，很难见到细小而迟者，这是因为在心率徐缓时，静脉回流量充足，心室过度充盈，故而心缩的排血量增加。又因血液自心室射出时强而有力，能使收缩期血压高达 150 毫米汞柱以上，舒张期延长，使血压有充分下降时间，因此脉压差能增大至 80~90 毫米汞柱。脉来一息二至，中医称之为损脉，一息一至者称为败脉，为濒死征象，平时实不常见。

迟脉迟徐，升降缓慢，饱满者多，细小少见。

（二）迟脉的病理

主要是机体抑制作用增强及迷走神经亢奋、心脏搏动减慢、休止期延长所致。传统的中医学说认为，迟脉主寒，这和近时的见解是相同的。当窦房结遭受寒冷刺激，其激动频率减低，以及寒冷对机体的抑制作用，每多发生迟脉。全身性冻伤时，脉率可降至 20 次 / 分或更少。寒冷的刺激虽可使心搏频率减少，但心每搏输出量却可以增加，故每分钟的输出量并无明显改变。因而迟脉的脉波，常饱满充实。

迟脉除可因寒冷的作用而使其发生外，心律失常时的房室传导阻滞（完全性或不完全性），或病态窦房结综合征及窦性心动过缓时也常有发生。在完全性房室传导阻滞时，因房室分离，心室只能在阻滞部位以下建立兴奋灶，以唤起心室的收缩，脉搏常是迟徐而规则。在不完全性房室传导阻滞时，可能每三四个或更多的搏动，才能引起一次心室收缩，心室与桡动脉的搏动均迟徐而规则。颈静脉不能显示与桡动脉同时收缩塌陷，其搏动频率多于桡动脉的二倍、三倍或更多。急性心包充填（积血或积液）也能使脉率减慢，是因心缩减弱，使脉搏充盈不良和心包感受器受到刺激，反射性地使心跳变慢导致（如心包内压增加是渐进性的，则心跳加快）。

对于脑部震荡及其他颅内压升高的情况，如颅内肿瘤、脑出血、脑膜炎、中耳炎及眩晕，以及鼻副窦炎（急性额窦炎发作时，头痛剧烈，可出现流泪羞明，也可发生眩晕、恶心呕吐和脉搏徐缓）等，均可刺激迷走神经而使脉率减慢。脑脓肿的患者，常出现脉搏缓慢，如同时伴有发热及意识不清，更应想到这种可能。呕吐、腹部膨胀、腹膜刺激、急性肾炎及尿毒症等也可出现脉搏徐缓。伤寒病的徐脉，也当和迷走神经遭受刺激有关。肠伤寒时脉搏变化的特征是体温上升不与脉搏变化成正比，即体温虽上升到 39℃ 左右，而脉搏可能仍在 70 次 / 分 ~80 次 / 分，即表现为伤寒病所特有的相对性徐脉。有时也会出现重复脉，此种现象在副伤寒病程中也有出现，但不及伤寒显著。阻塞性黄疸、胆盐滞留时也会有脉搏徐缓，这一方面是迷走神经受到刺激，再则也是毒素抑制心率所致。毒素可直接作用于心脏节律点，或是通过阻抑延髓而间接地发生作用。

此外，急性肺结核病（慢性者多频数）、病毒性肺炎、鹦鹉热、波状热等，也会出现相对性徐脉，黄热病可出现显著的徐脉，体温愈高，脉搏愈慢。营养不良、严重饥饿状态、甲状腺机能减退、急性传染病的恢复期（特别是白喉、猩红热、麻疹及大叶肺炎）其新陈代谢愈低，氧消耗和二氧化碳排出愈少，则脉搏的频率也愈低。洋地黄中毒的初期也会发生徐脉。蟾酥中毒也有心率缓慢和心律不齐出现。

　　　　迟脉心慢，休止延长，迷走亢进，抑制增强。
　　　　房室阻滞，营养不良，寒邪激搏，颅脑损伤。

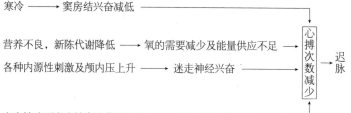

迟脉病理相关因素示意图

五、奇 脉

（一）奇脉的形性

脉搏低小无力，深吸气时，心跳虽未停止，但桡动脉的搏动却不能触得，因而出现间歇者，称为奇脉。

深吸气时脉搏消失，是奇脉的本质属性，其余均是其非本质属性。因此只有在深吸气时才能确定。正常人在呼吸时脉搏也有轻度变化，即吸气时稍快，脉波稍高；呼气时稍慢，脉波稍低。在发生奇脉时则与此相反。当吸气开始时脉搏就开始变小，吸气高峰时可完全消失，随同呼气的出现又开始增强，故有吸停脉、奇脉及逆脉等诸种名称。

确定有无奇脉的另一种方法，是用血压计使血压维持在比收缩压低 5~10 毫米汞柱处，再在肱动脉处听诊，在病人吸气时，如脉搏减弱或消失，即表示有奇脉存在。

呼气则见，深吸则停，曰奇曰逆，由此得名。

（二）奇脉的病理

主要见于慢性缩窄性心包炎及急性心包有大量积液时，如肺气肿、支气管哮喘、喉头狭窄，大量胸腔积液等亦可引起。其产生机理有以下几种说法：①凡呼气时肺内血容量与吸气时肺内血容量之间发生较大的差异时，则不论其原因如何，均可发生奇脉。在心包充填及缩窄病例中，因右心室输出血量减少，故周身静脉系统中血液停滞，结果使肺中血容量相对不足，在吸气时由于肺脏血管的容血能力大大增加，致大量的血液进入肺脏，而使体循环血暂时降低，奇脉乃能出现。同此理由，也可解释喉头狭窄及严重气喘时出现奇脉的原因。因为严重的呼吸困难，当用力吸气时，胸腔内负压大大增加，使大量血液流入肺脏，体循环血压因而暂时降低。②正常吸气时，静脉回血增多，但因心包积液阻挡了回心的血液，左心房回血减少，因而心脏的充盈量减少。这是因为包裹的积液或缩窄坚硬的心包，使心脏可以完全不受胸腔压力变化的影响，因此在吸气时，静脉虽有扩张，肺中血容量虽有增加，但心房并未扩张，较多的血液蓄积于静脉内，而进入心脏者较少，于是心脏输出量减少而发生奇脉。③左心的舒缩受到限制，心排出量减少，主动脉内血量也随之减少，这两个因素造成吸气期左心输出量降低，并出现奇脉。呼气时输血量改善，所以脉又增大。

奇脉与颈静脉吸气性膨胀，为心脏受压如心包积液与缩窄性心包炎所特有的两种物理症候，常共同存在。如吸气时脉搏减弱或消失（奇脉），则颈静脉多同时膨胀。这是因为吸气时，胸腔内负压增加，虽有较多的血液被吸入上腔静脉与肺静脉，但仅有无名静脉与上腔静脉在心包以外的部分被扩张，故血液不能立即向前流动进入心脏。因此血液急速而突然地停滞，过多地蓄积在上腔静脉进入心脏处，结果发生一个正性波传至已经膨胀的颈静脉。由于颈静脉的搏动波常是一种负性的，即波槽较波脊更明显，使得颈静脉的搏动塌陷显著。故奇脉与颈静脉吸气性膨胀，有时亦称为颈静脉塌陷。

正常人在深吸气时，也可以出现轻度的奇脉，这是因为在深吸气时，胸廓抬高，使锁骨下动脉挤压于第一肋骨与锁骨之间，导致桡动脉的搏动减弱。由于正常差别仅为 2 ~ 3 毫米汞柱，故不易触知。

心包积液，缩窄充填，回流受阻，射血不全。

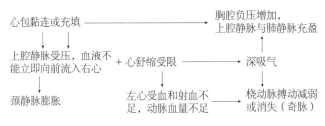

奇脉病理相关因素示意图

六、代 脉

（一）代脉的形性

脉搏在匀整徐缓的基础上，规律地出现间歇者，称为代脉。

有规律地出现间歇，是代脉的本质属性，匀整徐缓是其非本质属性。仲景说，脉来动而中止，不能自还，因而复动者，名曰代。此处所谓之"动"是指跳动着的脉搏，既不是中医脉象中专有的动脉，也不是西医动静脉的动脉。"自还"是重新出现之意，即前一个脉波刚刚过去，下一个脉波紧接着跟上来。"动而中止，不能自还，因而复动"意即本来是规律跳动着的脉搏，忽然有一次中止，而下一个脉搏不能紧接着跟上来，过了一会儿才又开始跳动，这就叫做代脉。至于说"脉至还入尺，良久方来"为代脉，是指本应该规律出现的脉搏，回到尺部之后，不能及时重新出现，良久方才来到之意。脉波的传播都是由近心端走向远心端，即由尺部而到寸部，不过平时因为脉波的扩布较快，手指不易察觉，似乎没有先后。但当心脏的收缩期延长，心跳频率减慢，在周围血管弛张的情况下，用手指接触桡动脉，就很容易感觉到脉波是由尺部向寸部运行，这种脉波的形状好像节体蠕虫一样，一起一伏地向前爬行，仲景所说的"其脉如蛇"与这种情况可能相当，不能因其不易解说而强为解说或轻易摒除。李中梓说："代亦来缓，止数不乖。"徐灵胎说："无常数，乃为结脉之象，若有常数者，或四十动一止，或三十动一止，乃代脉。"在匀整徐缓的脉波当中，有规律地出现间歇者为代脉，这是一致的认识。有人把仲景所说的"动而中止，不能自还，因而复动"解释为在动脉的脉象之中出现中止的脉象才能叫做代脉，又有人认为代脉的歇止没有一定规律，可几十次、十几次或数次歇止一次，这些认识，都是会造成理论上的混乱。

代脉匀齐，忽然间歇，止数不乖，与结有别。

（二）代脉的病理

代乃代替之意，古人谓脉搏的跳动至满五十次而无间歇出现者，是五脏元气充足征象，虽病亦不足为害。倘若不满五十动而规律地出现间歇者，即认为五脏之中有某种脏气不足而他脏之气取而代之。因此称有规律地出现间歇的脉搏为代脉。《灵枢·根结》说："持其脉口，数其至也，五十动而不一代者，五脏皆受气；四十动一代者，一脏无气；三十动一代者，二脏无气；二十动一代者，三脏无气；十动一代者，四脏无气；不满十动而一代者，五脏无气。"因此后人认为四十动一止则只能活四年左右（王叔和说："脉来四十投而一止者，一脏无气，却后四岁，春草生而死。"高阳生《脉诀》说："四十一止一脏绝，却后四年多命没。"），三十动一止则只能活二三年，十动一止则只能活一年左右，总之，认为间歇的间隔越近，则死期也越近。按近时的见解和临床上的事实表明，这种认识是不能成立的。

在一系列匀整的脉波当中，忽然发现有一次停顿，而下一个重新出现的脉波，古人称之为代脉，从命名上来说，是可以用新的学说来解释的。在心律失常，窦房结暂时失去功能，不能唤起心脏的收缩时，则房室结即发出激动取而代之，在完全性房室传导阻滞时，心室也能发出激动以发挥其生理的代偿机制。故脉搏歇止后重新出现具有代偿作用的脉波，古人称之为代脉，是很正确的。

心搏有规律地出现间歇，在心律失常症中是比较常见的。房室传导阻滞，以及有规律的窦性间歇（静止），脉搏有规律地停顿，都是很典型的。这些与正常脉搏成一定比例的真正的脉搏间歇，可能是暂时的，也可能是持久的；可能是预后不劣的功能性的，也可能是有严重后果的心脏器质性病变。二度房室传导阻滞时所出现的规律的间歇，是传导系统遭受毒性物质的损害，或是心肌有严重的损伤及退行性病变的结果，预后极为不良。中医认为代脉是预后恶劣的脉象，并不是没有理由的，只是不能拘泥和一概而论而已。

中医谓代脉亦能主风主痛，主七情惊恐及跌扑损伤等，这是和神经反射的作用分不开的，因为迷走神经的紧张度升高，能抑制房室束的传导而发生各种类型的传导阻滞。眩晕的发生常和大脑缺血及迷走神经兴奋有关。代脉能和虚风相应，更有其依据。至于孕妇能出现代脉，其机理尚有待探讨。

于此应注意的是各种期前收缩的联律脉（二联律、三联律或四联律等，亦称二搏脉或三搏脉），尤其是二联律是期前收缩的特殊形式，在正常的脉波之后，紧接着出现一个小脉（期前收缩），再出现一个代偿的休止期，因而间歇后出现成对的脉波。实际上此种间歇并非真正的心脏停搏，乃是在提前出现的心跳之后的休止期的延长，如果规律地出现就可造成强烈的间歇印象，必须与真正的间歇作出区别。

代乃代替，比例阻滞，风痛惊恐，传导抑制。
心肌损伤，迷走亢进，鱼目似珠，期前联律。

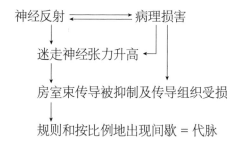

代脉病理相关因素示意图

七、结 脉

（一）结脉的形性

脉搏在迟慢匀齐的节律之中，不规则地出现间歇，体状偏向饱满者，称为结脉。

迟缓匀齐兼有不规则的间歇，是结脉的本质属性，其余均为其非本质属性，仲景说，脉按之来缓，时一止复来者，名曰结。又说，脉来动而中止，更来小数，中有还者反动，名曰结。《难经》第十八难说："结者，脉来去时一止，无常数，名曰结也。"张介宾说："脉来忽止，止而复起，总谓之结。"《方舆輗》说："来缓时一止复来者，结脉也，结者止而即还，不失至数，但少跳动耳。"正常的脉波匀齐连续，前后连贯犹如一线，如纠而成结，必是遇阻而停顿。因此在匀齐连续的脉波之中，如忽然一止而复至者即名为结脉。结脉在很大程度上与现代心律失常症中的期前收缩的脉波是极为吻合的，理由如下：

1.期前收缩发生时，在正常的匀整脉波之中，可忽然出现一次提前的早跳，这种早跳有急速短促的感觉，接着就有一个代偿的间歇。间歇后的脉波，因为心脏的舒张期较长，心室过度充盈，故下一个脉波多饱满有力，这就与"动而中止，更来小数"相符。

2.期前收缩发生时，都是在缓慢的脉波中出现的。在心率增速的情况下，因为舒张期较短，心肌未脱离反拗期，是不会出现期前收缩的。这又和"按之来缓，时一止复来"及"迟中见止名为结"相符。

3. 在期前收缩以前的一个心动间歇较正常为短，而在早跳以后的间歇则延长。此延长的间歇即称为代偿间歇期。期前收缩前后两个间歇相加之和，常等于两个心动周期之和，因此脉搏与呼吸的比例，常没有什么改变的，这又和"结者止而即还，不失至数，但少跳动耳"相符。

4. "中有还者反动"，"还"是去的意思，中医学在脉搏上的"来"，相等于心脏的收缩期，"去"相等于舒张期。在一系列匀整的脉波之中，其中有相当"去"即"还"的脉波，反而出现提前的跳动，正是期前收缩的具体表现，故期前收缩又名早跳。陆渊雷对此未能理解，认为"中有还者反动"句，义不甚晰，聊可意会。他接着又认为结脉之歇止，一止后有若干搏动特别加快，这也是与临床所见不符的。

　　　　结脉缓慢，时有停搏，一止即来，更来小数。

（二）结脉的病理

脉搏在迟缓的基础上，出现不规则的间歇，可分为两种情况：第一是在期前收缩之后所发生的延长的代偿休止期，似有间歇，但并非真正的间歇。第二是不规则的房室传导阻滞和不规则的房室结性心律及病态窦房结综合征等，都可发生不规则的真正的停搏。以上各种心律失常，都可由心肌及其传导组织受损或迷走神经紧张等因素引起，当然这也是发生结脉的原因。张介宾说："无病而一生脉结者，此其素禀之异常，无足怪也。"既说明结脉的病理意义并不十分严重，也和期前收缩能出现在正常人身上相符。

中医认为结乃郁结不舒之义，凡寒疾、瘀血、虫积及气郁等，均能见之，是气血渐衰，精力不继之象。这对于发生结脉时血液循环机能不全，血行不顺畅，以及全身衰弱的一般状况而说，是有其意义的。至于结主"独阴偏胜，阳气欲绝"之说，是从"迟脉主阴主寒，迟如见止便为阴气已极"的理论推衍而来的，这和促脉主阳盛亡阴的理论一样，是不足取法的。

结脉新义，期前收缩，窦性间歇，房室阻滞。
迟中见止，均可归属，郁结不舒，气血不足。

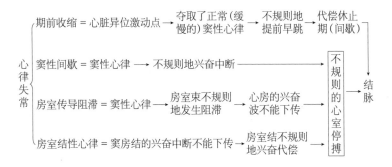

结脉病理相关因素示意图

八、促 脉

（一）促脉的形性

脉搏在匀齐快速的节律之中，不规则地出现间歇，体状偏于细小者，称为促脉。

快速匀齐兼有不规则的间歇，是促脉的本质属性，其余均为其非本质属性。促脉是中医传统临床上的常见脉象之一，其形性有两种涵义：第一是指脉搏的形性有急躁不安之状，第二是数中见止的节律不齐。如《素问·平人气象论》说："寸口脉，中手促，上击者曰肩背痛。"《脉诀》说："促者阳也，指下寻之极数，并居寸口曰促，渐加即死，渐退即生。"顾宪章《伤寒溯源集》说："促有短促之意。"仲景在《伤寒论》中说："伤寒，脉促手足厥逆者可灸之。""太阳病下之后，脉促胸满者，桂枝去芍药汤主之。"又说，"脉促者表未解""太阳病下之，其脉促，不结胸者，此为欲解也"。纵观以上文意，均是指其急躁不安之象而言，这样在实际上就与急脉的形象难以区分。仲景在《金匮玉函经》中又另行指出促脉的形象是"脉来数，时一止复来者名曰促。"至王叔和氏的《脉经》始确定以数中见止的脉候为促脉，明确了促脉的具体内容，这是中医论脉的一大进步。相沿已久，不可更动。近人陆渊雷认为"其脉寸口特躁疾，关尺部相形几如无脉，即脉诀所谓并居寸口者也。"又引日本丹波氏的话说，辨脉法并王氏《脉经》，以促为数中一止之脉非也，《素问》所说之寸口脉中手促，乃急促之义，故脉诀有并居寸口之谓，今详促无歇止之义，脉诀为得矣。这于中医论脉系走回头路，应予分清。

促本急促，与急可通，数中见止，后人所宗。

（二）促脉的病理

以往认为促脉主阳盛亡阴之病，这是根据数脉为阳，数之至极为阳之至极的理论推衍而来，这实不能概括出促脉的基本病理意义。根据现代医学观察，快速的脉波当中能出现不规则的间歇者，在心房扑动、心房纤维颤动以及阵发性心动过速时均有发生。这是因为心房兴奋频率太高，心脏的反拗期极短，心室得不到足够的血液充盈即开始收缩，故射血量不足，因而间断地出现根本不能有血液射出的无效收缩，不能将桡动脉鼓起，故形成一次脉搏间歇。其次在心房扑动及纤维颤动时，都伴有不规则的传导阻滞，使疲劳的心室暂时得到一次喘息的机会。因而发生一次真正的脉波脱落，是一种生理机能的保护作用。这样的心律失常，常是一种严重的器质性心脏病的有力指征，也可能是植物神经功能障碍所引起。如果把促脉都认为是阳热亢盛之象，那就把有确定内容的病理征象，推入到空虚缥缈的境地里去了。

促脉疾促，中断不续，阵发过速，无效收缩。

传导阻滞，心房颤扑，阳盛亡阴，难于取法。

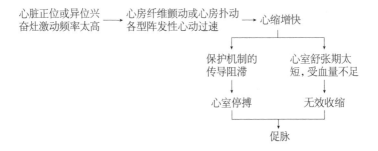

促脉病理相关因素示意图

九、散 脉

（一）散脉的形性

脉体浮浅模糊，轮廓不清，节律凌乱，起落无力者，称为散脉。

浮浅模糊，节律凌乱，是散脉的本质属性，其余均是其非本质属性。李濒湖对其是用"散似杨花散漫飞，去来无定至难齐"来形容的。把形态既不能保持恒定，节律又不能匀齐，而是时而稍见有力，时而极端无力，时而稍见宽大，时而变为细小，且或快或慢和中断不续能同时发生，轻取不见，重按消失的凌乱的脉象，称为散脉，是很恰当的。

散似杨花，轻虚无力，节律不齐，形态不一。

（二）散脉的病理

散脉是一种严重的心功能下降与心律不齐。在心律失常症中的心房性纤维颤动或扑动时所产生的颤动性心律不齐，阵发性心动过速等出现的不规则的房室传导阻滞，心室充盈不良的脉搏短绌，以及因心肌劳损而收缩力时强时弱等，都与这种脉象有关。当心房纤颤时，桡动脉的脉波在其强弱和大小上，可无任何相同的规律性，足可证明这就是散脉的病理基础。与散脉相适应的症状，如心悸怔忡、头晕目眩、呼吸短促和气虚易出汗等，都是因血液循环功能下降所产生的虚脱与休克的先兆。李濒湖之散脉主病诗说："产为生兆胎为堕，久病逢之不必医。"这是说在将产之时所发生的散乱不齐的离经脉，是不足为怪的。如果在孕期出现散乱脉，则提示心脏的负荷已不能适应妊娠时的需要，母体的健康恐不能确保，胎儿的生命亦为可虞。久病而见散脉更无疑是一种凶候。

于此应说明的是散脉是一种严重的病理脉象，在生理情况下自然就不应出现。而且也不能在寸口某部之中单独出现。但《难经》第四难却说："浮而大散者心也，浮而短涩者肺也。"这不仅说明散脉具有生理意义，而且还能单独出现在寸部。这就是古今论脉的具体差异。有如前述，上古对于脉象的描述，多是用会意的形容语来表示的，直到今天，虽经浓缩提炼，对于脉象的命名，多数也未超越这一范畴。所谓"浮而大散"，乃是脉形浮大而宽之意，并不是如后人所确定的形态多变和节律不齐的散脉，这和促脉与弱脉等原先的涵义是一样的，必须注意理解。

脉散气衰，呼吸短促，自汗怔忡，失神眩仆。

各种有害物质对机体及心脏的损害 ——→ 心肌及其传导组织受损
↓
严重心律不齐，如心房纤维颤动或扑动及传导阻滞
↓
心肌收缩 ＋ 心室充盈 ＋ 心排血量不等或无效收缩 ——→ 心排血
力不等 　 度不良 　　　　　　　　　　　　　　　　　 功能紊乱

机体紧张力下 ——→ 脉形浮浅或软弱 ＋ 脉波节律不整 ＝ 散脉
降，血管弛缓 　　　　　　　　　　　 脉形大小不一

散脉病理相关因素示意图

十、微 脉

（一）微脉的形性

脉体极小极细，隐约微渺，较细更甚一级，以浮分为多见，常有节律不齐参与其间者，称为微脉。形容词之"微"与专有之"微脉"应分清，今人论脉每多混淆。

浮小微渺，是微脉的本质属性，其余为其非本质属性。此种细小如无，振幅极低，起落似无余地，节律模糊，浮浅无力，应指易于消失之微脉，常与微小或微细并称。对于微脉和细脉的区别，蒋示吉说："细则仅存一线，犹有常位可审，微则似有若无，可虞血脉将亡。"因此微乃是比细更甚一级，极细极小的脉象。大、小、细、微乃是脉形的四个等级。微脉与伏脉的区别是二者虽都极端细小，但一在浮分，一在沉分。微脉与散脉的不同之处是微与散虽都呈现浮浅软弱和节律不齐，而散可大小不一，微则细小如无，这就是微、细、伏、散的大致区别。

微脉极细，若有若无，至数不清，起落模糊。

细浮如线，伏沉在骨，散有大小，与微有别。

（二）微脉的病理

微脉的出现，说明心力衰竭已极严重，心脏的排血功能已极端低下，故常与劳极诸虚、亡阳少气等病症相应。古人还有阳微恶寒、阴微发热之说。但脉象如已呈现此种状态，则说明循环衰竭已至严重阶段。虚脱与休克自属难免，不待恶寒发热的出现，生命即将危殆矣。

《素问·平人气象论》中所说的春胃微弦、夏胃微钩等，以及《伤寒论》中所说的"脉微缓者为欲愈也"等，乃微甚之意，并不是微脉与这几种脉象同时兼见，应予注意。

微主诸虚，心力衰竭，虚脱失神，指顾可及。

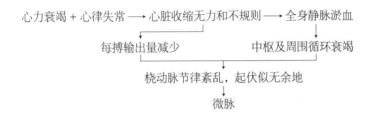

微脉病理相关因素示意图

十一、差 脉
（一）差脉的形性

左右手脉搏的紧张度和充盈度互不相等，或是出现的时间先后不一，但脉率仍属一致者，称为差脉。

左右手脉形与出现时间不一，是差脉的本质属性，其余均为其非本质属性。差脉等同于西医的"不同脉"，差脉系新拟。必须两手同时比较，方可易于确定。在正常状态下，左右手桡动脉脉搏的大小强弱和出现的时间是相等的，但也可出现差异，因为两侧桡动脉所处的深度可以不同，右上肢的肌肉也比左侧发达，而左锁骨下动脉也容易发生异位，故右侧脉有时比左侧可能稍强一些。

差即不同，左右不一，频率虽等，先后有别。

紧张充盈，差异互出，生理发育，右强左弱。

（二）差脉的病理

假如一侧脉搏充实度、紧张度比对侧明显小，或是出现的时间延迟，就应该考虑到有下列的可能：

1.主要动脉被压或发生阻塞

（1）颈肋综合征（颈肋前斜角肌综合征）：是因锁骨下动脉在前斜角肌及中斜角肌之间，或在此肌肉与第一肋骨之间受到压迫所产生的，双侧与单侧型各占一半，其发病率约为1/2000，桡动脉容量常显著降低，有时完全消失。如令患者抬起颏部并将头转向患侧，施行深呼吸（Addison氏试验），则脉容量更为降低。桡动脉可被完全阻断，所产生的症状有神经性与血液循环障碍两种，前者是沿臂丛神经分布的区域，有感觉异常和疼痛，后者较前者为少见，其症状除麻冷疼痛外，尚有皮肤苍白或青紫，上皮角化，肌肉萎缩，尤以手部之小肌肉最易受累，严重者手指可发生坏疽。有时锁骨下动脉被挤而有小血栓形成，如前斜角肌在左侧出现，则所发生的心前区疼痛及左臂症状，可能与心绞痛相类似。如有怀疑可按摸两侧肱动脉以比较之。

（2）从主动脉弓分出三个主要动脉（头臂干、左颈总动脉、左锁骨下动脉），当其中之一或两个脉管被压（主要为新生物），或发生纤维性狭窄或被凝血块堵塞时，均可使同侧的脉搏较对侧为小。如头臂干受压则右侧桡动脉较左侧为小，如左锁骨下动脉受压则左侧脉搏较右侧为小。当夹层动脉瘤进展到达主动脉这些分支时，亦可影响血流通过，均可产生双侧脉搏不等。

（3）主动脉血管中层炎。有时可扩展至头臂干或左锁骨下动脉而发生狭窄，甚至引起完全性阻塞。主动脉粥样硬化，亦可出现两侧脉搏不等。

（4）一侧腋动脉或上肢动脉出现狭窄或内膜增厚，常见于血栓闭塞性脉管炎。这是一种并不十分罕见的可能与风湿热有关的胶原组织疾病，是血管梗塞的结果，预后非常不良。本病的主要病理变化为主动脉分支之慢性闭塞性动脉内膜炎，最后引起血栓形成和闭塞，多侵犯大动脉，而中小动脉受侵犯者较少见。其临床表现为桡动脉、肱动脉或颈动脉的搏动初期减弱或变细，最后消失。上肢血压不能测出，部分患者下肢动脉压增高，可单侧或双侧。少数患者出现心脏增大或心力衰竭，动脉闭塞后侧支循环可逐渐形成，但头部及上肢血液供应仍不足，尚有阵发性眩晕、搐搦及偏瘫等症状出现。多见于青年妇女，病程自1年半至14年之久。最后死于脑缺血及少见的高血压引起的心力衰竭及肾脏方面的并发症。中医谓无脉者谓之行尸，《素问·平人气象论》说："脉绝不至曰死。"可能与这种情况相类似。

2.主动脉弓动脉瘤或锁骨下动脉瘤，均可产生两侧脉搏与血压不等

由于高度扩张的动脉囊充盈需要时间，因而同侧的脉波会延迟出现。动脉瘤可以使脉波迟到。若动脉瘤位于头臂干起源处与左锁骨下动脉之间，则左侧脉波到达较迟。

3.动脉导管未闭

降主动脉有一部分血液分流入肺动脉，因而左锁骨下动脉及左上肢动脉血容量相应减少，左侧桡动脉充盈度即可相应降低。

综上所述，可见差脉（即不同脉）的产生都是由血管近心端被压、受阻、扩张或分流而来。伴有脑血管急症、大动脉炎等疾患时，两侧血压可以不等，卒中后遗症时的瘫痪侧、动脉闭塞侧血压较低，卒中急性期瘫痪侧血压又高于健侧。以上均可形成两侧脉波强弱大小不等。

被压被阻，扩张分流，血量不等，差脉所由。

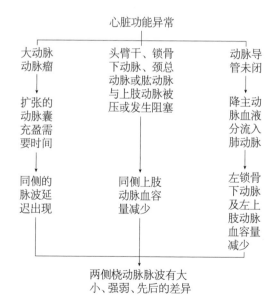

差脉病理相关因素示意图

十二、复　脉

（一）复脉的形性

脉波在下降的途中，又重新升起，有如第二个脉波，浮取较易发现者，称为复脉。

脉波降而复起，是复脉的本质属性，其余均是其非本质属性。复脉又名重复脉、重搏脉或重脉，是在脉波下降期间，有时可按到新的升起，好像是第二个脉波。也可能当脉波的高峰到达一定程度时，可出现一个切迹，而使指下有双峰样感觉。平人的脉搏，也有重复上升，一般不能被触及，只有在脉波描记图上可看到在下降支的降线上有一个小切迹（小波），称为重复波或潮波。升支是动脉压升高引起的，降支是由于舒张期动脉压逐渐下降引起的。重复波则是由于收缩期完毕时血液逆流并碰到已关闭的主动脉半月瓣叶片，血液的反击引起主动脉压出现极短时的升高，从而引起主动脉壁相应的波动。在重复波十分显著时，可被误认为系第二个脉波或期前收缩。区别的方法，是将脉搏频率与心搏频率进行对比，即可分清。

复现重波，双峰切迹，降而复起，无关心率。

（二）复脉的病理

复脉多是在体温上升，血管扩张，紧张度弛缓，周围阻力降低及心率减慢的情况下出现的。血管紧张度越弛缓，则反击波越明显，特别是在热性传染病如伤寒时，更容易扪及。临床意义并不十分重要。

第三章　脉象分类及各种脉象的病理基础

主动脉瓣闭锁不全合并狭窄时所出现的双峰脉，在脉波描记图上可看到与复脉有这样的区别：即双峰脉是在上升支的顶峰出现一个并列的分叉，而重复脉则是在下降支上出现一个比正常较为显著的升起。这种区别在触觉上是不易察觉的，两者在其形成的机理上也有其相近之处，即都可由周围阻力减低、血流反击所引起。主动脉瓣闭锁不全合并狭窄时，由于周围阻力减小，以及反流的血液通过狭窄的瓣口撞击在关闭不全的瓣膜上，引起主动脉压短促地上升。故重复脉与双峰脉在形成的机理上并无多大悬殊。所应注意的是在单纯主动脉瓣闭锁不全时，周围的阻力也非常低，为何不能出现双峰脉？这是反流的血液撞不到狭窄管口的半月瓣上，主动脉压不能有第二次上升的缘故。

　　伤寒发热，脉生重复，血管弛缓，血流反击。
　　主瓣狭窄，闭锁不全，脉峰分裂，于理相同。

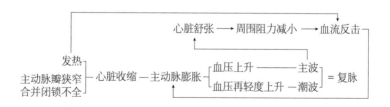

复脉病理相关因素示意图

附：七怪脉

元代危亦林《世医得效方》根据《内经》中所叙述的不常见的各种脉象，增损删改，列怪脉十种。即：釜沸（如水沸之涌而无根）为肺绝，弹石（沉弦如石之搏指）为肾绝，解索（乍密乍疏，凌乱不齐）为脾绝，鱼翔（尺脉似安静，寸关摇摆不定，如鱼在游动时，尾部特别活跃）为心绝，虾游（在平静的脉波中忽然有一次跳跃）为大肠绝，屋漏（许久方有一次跳动）为胃绝，雀啄（连续阵动如雀之啄食）为肝绝；另外还有偃刀（如循刀刃），转豆（如豆辗转），麻促（如麻子之纷乱细碎）三脉为后人删去。故实为七怪脉，此皆为临死前心率极其凌乱的征象，生机已绝，无实际临床意义，附录于此，以备一格。

脉有七怪，命绝之候，死前象征，毋庸深究。
雀啄连连，止而又作，屋漏水流，半时一落。
弹石沉弦，按之指搏，乍密乍疏，乱如解索。
本息末摇，鱼翔相若，虾游冉冉，忽然一跃。
釜沸空悬，绝无根脚，七怪见形，医休下药。

图书在版编目（CIP）数据

周氏脉学 / 周楣声著. —青岛：青岛出版社，
2024.5

ISBN 978-7-5736-1179-6

Ⅰ. ①周… Ⅱ. ①周… Ⅲ. ①脉学 Ⅳ. ① R241.1

中国国家版本馆 CIP 数据核字（2023）第 122687 号

ZHOU SHI MAIXUE

书　　名	周氏脉学
著　　者	周楣声
策　　划	周迪颐
出版发行	青岛出版社（青岛市崂山区海尔路 182 号，266061）
本社网址	http://www.qdpub.com
邮购电话	0532-68068091
责任编辑	傅　刚　张　岩　张学彬　E-mail:qdpubjk@163.com
封面设计	光合时代
排　　版	青岛新华印刷有限公司
印　　刷	山东临沂新华印刷物流集团有限责任公司
出版日期	2024 年 5 月第 1 版　2024 年 5 月第 1 次印刷
开　　本	32 开（890mm×1240mm）
印　　张	8.25
字　　数	170 千
书　　号	ISBN 978-7-5736-1179-6
定　　价	98.00 元（精装本）

编校印装质量、盗版监督服务电话 4006532017　0532-68068050